# 新・
ダウン症者，家族が
幸せにくらすために

長崎トライアル

近藤達郎　　今村 明

晃洋書房

はじめに

　「ダウン症者・家族が幸せに暮らすために」を発刊したのが 2011 年 7 月 30 日でしたので，それから 12 年経ちます．12 年前当時にご指導いただいていた新川詔夫先生，辻芳郎先生もご逝去されました．時代の流れを感じます．私は，バンビの会 (染色体障害児・者を支える会) の会長を平成 12 年から継続させていただいています．

　この 12 年間で，私が考える「ダウン症者のより良い在り方」も少しずつ変化してきました．多くのダウン症児・者は，性格的に穏やかで多くの方から好かれるようなことが多く，社会的支援システムがきちんと機能していれば，大きな問題なく人生を送れるのではないかと思います．その一方，ダウン症候群に関してのこれまで漠然と思っていたことの詳細を検討されるようになりました．これは，21 番染色体に位置する遺伝子の機能解析や iPS 細胞・ダウン症候群モデルマウスなどを用いた基礎的研究，ダウン症児・者の発育，臨床症状などの臨床的研究，療育・教育・就労などの研究，社会福祉的な検討など多岐にわたっています．

　私が平成 19 年より勤務している「みさかえの園総合発達医療福祉センターむつみの家」は，平成 20 年 4 月より，「総合発達外来」が開設され，その中で，「遺伝性疾患外来」を担当させていただいています．外来ができてから 16 年経ちますが，私の外来には本センターがある長崎県のみならず佐賀県，福岡県など様々なところから，いろいろな問題を抱えておいでになります．障害種も様々ですが，ダウン症候群を持つ方々に限っても 500 名強がおいでになっていて，未成年と成人が半数ずつくらいです．私の外来は，完全予約制で来院目的の深刻度によって時間も場合によって 2 時間余りかけるなど比較的余裕をもって行っています．当然ですが，私なりに懸命に診療していることを患者・家族もご理解いただいているせいか，バンビの会の会長をしていることも関係してか，いろいろな検討にご協力いただいています．私も，患者・家族からの実ははっきりとした解答がないと思われる質問をお聞きすることから，それを確認することが出来ればとの思いで様々な検討を，多くの専門の先生方にご

協力をいただきながら進めています．ダウン症者・家族とのお付き合いの中で，長崎を中心に行ったことから，「長崎トライアル」としました．

これまで，小児科医の私が30数年私なりにこの分野を進めてきた中で，私が理解している内容，私が行ってきた様々な長崎トライアルについて，私の医師人生の一区切りとして，皆様に知っていただきたいと思うようになりました．

具体的にどのようにしたら，良いのかと思いつつ，12年前に理念的には同様の「ダウン症者・家族が幸せに暮らすために」を発刊していただいた晃洋書房にご相談をしましたところ，ご快諾いただきました．また，本書に示します様々な試みは数多くの方にご尽力いただいています．この本の中で，なるべくご尽力いただいた方のお名前を入れさせていただきたく存じますとともにこの場を借りて深謝いたします．

更に，ダウン症児・者が幸せな人生を送るのに最も重要な要素として，心の健康が挙げられます．福祉的政策が生活を守っていければ，自己肯定感の高さから，精神的健康が保たれれば，彼らが最後を迎えた時に「幸せな人生だった」と思えるのではないかと愚考します．これまで，診療の時にいつもご相談していた精神科医の今村明先生にもご相談を申し上げ，精神的諸問題に対してのご執筆をいただきました．

この本が，ダウン症者・家族，および彼らに関わる皆様の何かの役に立つことを心より願っております．

また，この本は平間典子様，冨永眞理子様，川口靖子様をはじめバンビの会（染色体障害児・者を支える会）の皆様の多大なご支援をいただき，出来上がったものです．写真はバンビの会の皆様からお預かりしたものを使用させていただいております．おかげさまで彩を添えることができ，本当に有難うございました．

最後になりますが，この分野に没頭できたのは，家内をはじめ家族の支援のおかげと思っています．併せて感謝します．

近藤達郎

令和6年吉日

新・ダウン症者，家族が幸せにくらすために

——長崎トライアル——

目　次

はじめに　i

第1部　長崎トライアル … 1

近藤 達郎

(1)「みさかえの園総合発達医療福祉センターむつみの家」の現状　2
(2) バンビの会（染色体障害児・者を支える会）とその変遷　6
(3) 自然歴調査　9
(4) 人生ノート（あしあと）作成　56
(5) パスカルグループの設立　60
(6) ダウン症家族は何を医療に求めているのかのアンケート調査　62
(7) 言語，嚥下，リハビリテーションのアンケート調査　65
(8)「パタカラプラス」検討　68
(9) 血球系の検討　77
(10) 塩酸ドネペジル（アリセプト）検討　81
(11) ミエリン活性サプリメント（Mガード®）検討　91
(12) 医療ケア・フォーラムの検討　94
(13) 無呼吸の検討　99
(14) その他の現在進行中の検討　103

第2部　ダウン症候群の精神的諸問題とその対策 … 105

今村 明

はじめに　106
行動上の問題の背景にあるもの　107

精神的な諸問題と行動上の問題への対応　　117

第3部　ダウン症候群についての概要 …… 123
近藤 達郎

　（1）ダウン症候群のこと　　（2）我が国の状況　　（3）医療管理と合併症
　（4）知的状況及び精神的な状況　　（5）予後　　（6）ダウン症者の生活環境（社会支援など）

第4部　ダウン症に関するQ and A …… 135
近藤達郎，今村明

　　さいごに　皆様にお伝えしたいこと　　近藤達郎　　146

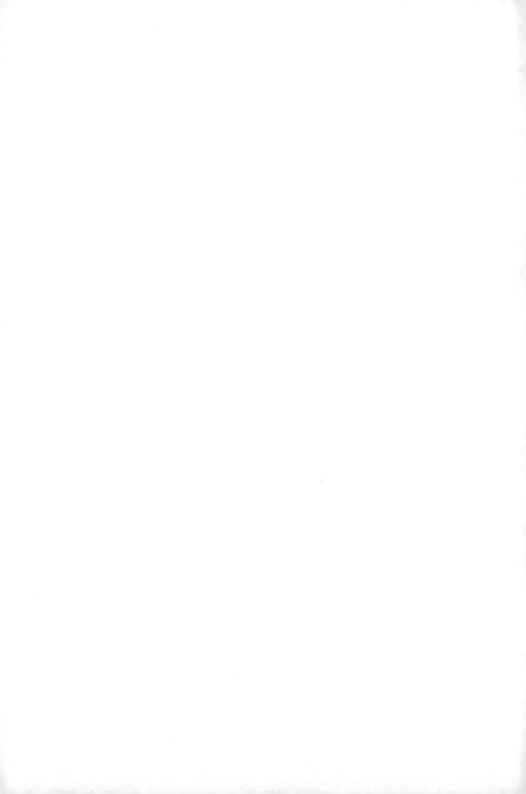

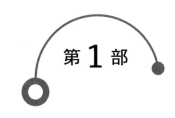

第1部

長崎トライアル

近藤 達郎
Tatsuro Kondoh

（1）「みさかえの園総合発達医療福祉センターむつみの家」の現状

　「みさかえの園」としては昭和36年5月に「知的障害児施設めぐみの家」（旧名：精神薄弱児施設みさかえの園）開園から始まります．昭和40年に重症心身障害児施設みさかえの園（その後，重症心身障害児施設むつみの家）が九州唯一の施設として開園しました．その後，昭和42年に知的障害者更生施設のぞみの家，昭和48年に重症心身障害児施設あゆみの家が開園しました．むつみの家は，重症心身障害児を受け入れるということもあり，長崎大学医学部小児科との連携が強かったと思われます．施設としては，医療型障害児入所施設・療養介護・短期入所事業所として運営されています．これまでは入所者を中心として医療を行っていたのが，平成20年4月に同施設が現在の場所に新築移転するのに併せて，外来部門である「総合発達医療福祉センター」が正式に開設されました．私は，昭和60年に医師になり，大学院で分子遺伝を学んでいたことも関係してか，小児科の中でも「臨床遺伝」という分野を進んできておりました．長崎大学病院内で平成12年に「遺伝カウンセリング室」が院内措置で開設された際に，副室長として，小児のみならず成人も含めての遺伝性疾患をお持ちの方と接するとともに，多くの診療科の先生方とのつながりを基に「長崎遺伝倫理研究会」や，「Dysmorphology Conference（外表異常がある方のトータル医療ケアのための会議）」などを開催したりすることで，認識を高めることができておりました．遺伝性疾患をお持ちの児・者やその家族と接することで，医療に限らず生活にも目を配る必要も実感しておりました．医療一つをとっても，小児期から成人に移行するにつれて対応やその変更の難しさを感じている矢先に，みさかえの園むつみの家で，年齢・障害種に関わらず，少なくとも窓口になるような外来部門が作られるという話は私にとって，非常にやりがいを感じるものでした．思い切って，長崎大学（当時は小児科准教授でした）を辞し，平成19年6月にむつみの家に就職させていただきました．これは，外来部門をどうしていくかを考える時間も必要と思ったからです．総合発達医療福祉センター（外来）は，現在，私が担当している遺伝性疾患の他

に，発達症，神経疾患，整形外科的疾患のある方々に専門医が対応しています．

当むつみの家は交通の便が悪く，公共交通機関を利用することは簡単でない現状があります．そのため，多くの方は自家用車で来院されます．完全予約制で外来を行っておりますが，外来数は平成31年（令和元年）の年間8,400名までは順調に増加してきたものの，コロナウイルス感染症の影響で，その後年間5,200-5,300名程度で推移しています．

■ みさかえの園総合発達外来の来院総数の変化

年度	令和元年度	令和2年度	令和3年度	令和4年度	令和5年度
総数	8,424	5,966	5,100	5,241	5,466
月平均数	702.0	497.2	425.0	436.8	455.5

私が対応しております「遺伝性疾患外来」につきましては，もともと，上述のように交通の便が悪いこともあり，それを押してまでもお出でいただく必要性を患者・家族が感じている，どちらかというと非常に深刻な思いを持たれている方がお出でになります．せっかく，来ていただいているので，来院されて意義を感じられるようにとの思いで外来をさせていただいています．そのため，初診の方は2-3時間費やすことも稀ではありませんし，ある程度，差し当たりのかたをつけることを目指しております．コロナウイルス感染症が蔓延っていた時期も，家族がもともと当センターに受診される深刻さが強いことや向精神薬などが必要な方が少なくないことより電話診療などで何とか継続することを目指していたため，私の外来の数は年間1,500名前後で変化なく推移しております．患者家族の住まいは，長崎県が約80％弱（人口の割合が長崎市在住の方が最も多いです），佐賀県が約14％程度，それ以外が7-9％程度です（福岡県が90％程度を占めます）．基礎疾患は染色体異常，遺伝子異常症，原因がよく分からない外表異常症候群の方々など多岐にわたります．ＤＳ（ダウン症候群：Down syndrome）を持つ方も，これまで約500名強の方（未成年と成人が半数ずつ）がお出でになっております．非常にへき地にある当センターまで足を運ばれる必要のある方は，やはり深刻な方が多いのではと思われ，例えＤＳを持っている方も，元気で穏やかな方は少なく，いろいろな問題を抱えられている方が多いです．そのことがあり，ＤＳ者の支援を専門的にされている先生方のＤＳに対するイメージと私の持っているイメージにギャップがあるの

かもしれないと思います．2年前より，長崎市内でも外来を少し始めています．そちらにも年間200名程度の方がお出でになっています．お近くで対応が取れると助かる方が多くなるのではと期待しているところです．

■ みさかえの園総合発達外来の遺伝性疾患外来数の変化

在住地域	令和元年度	令和2年度	令和3年度	令和4年度	令和5年度
長崎県	1037	1002	1257	1160	1120
佐賀県	212	200	214	238	209
その他の県	104	106	120	134	97
総数	1353	1308	1591	1532	1426

　比較的に元気なDSをお持ちの児・者にとっては，きちんと定期的な採血（甲状腺機能異常症や高尿酸血症など症状が見えにくいことが少なくないため）や診療と福祉書類提出が続けられれば大きな問題なく人生を全うすることができると思います．DSのある方は自己肯定感が高いことが，挙げられます．2016年に厚生労働省の研究班が12歳以上の852人のDSのある方への「毎日幸せに思うことが多い？」との問いに，「はい」71.4％，「ほとんどそう」20.4％で合わせて91.8％が肯定的な答えを示したそうです．「仕事をしていて，満足な気持ちがありますか？」の問いには，「はい」66.0％，「ほとんどそう」21.7％で合わせて87.7％でした．つまり，福祉政策がきちんと機能し，生活環境をうまく設定できれば，本人にとって幸せな人生を全うすることができるのではと思われます．もちろん，いろいろな問題はあるのかも知れず，よりよく生きるという観点から様々な試みがされることを否定する訳ではありませんが，現状として本人・家族の困り度が強くない方は少なくないのかも知れません．ところが，心の折り合いがうまくいかず，拒否が非常に強く，自傷・他害・パニックにつながる方々も一定数おられます．そうなると，前述のDS児・者の対外的な良さが一気に影を潜め，本人の生活だけでなく家族の生活も一変します．本人・家族もどうしたら良いか分からず，医療関係者を含めた周囲のサポートする専門家も対応経験なくどうしたら良いか非常に苦慮することは容易に想像できると思います．私の外来にはそのような方が数多くお出でになります．下手をすると，「明日をどう生きるか」というところまで追い込まれている方もいて，何かの策が必要になります．ご家族だけしかお出でにな

れない（本人は外来拒否）こともあります．このような状況では，採血や画像検査など通常医療として行う検査も非常にハードルが高くなります．「どのような方でも，必要に応じて，普通に診療する」ことを念頭に置き，ご家族にも入っていただき，複数のスタッフとともに検査などを行うことも稀ではありません．実際に何らかの向精神薬を使用するにしても，本当に効果的かどうかは試してみないと分からないことも多く，試行錯誤しながら対応しています．このような方々は，通常の病院，診察室まで行くことが難しいため，多くの専門の先生方は目にする機会が少ないのではと感じています．この方々が，心の落ち着きを取り戻し，俗にいう，普通の生活ができるようになればとの思いで診療しています．仮に途中でそのような状況になっても何とかなると家族も思え，前向きに生きていける医療を含めた体制があると良いと心より望んでいます．後述の「パスカルグループ」はそれを具象化したものです．家族と力を合わせて，何とか本人が生きやすい状況をつくることを目標にしていることもあり，どうしても診療に時間がかかりますし，いろいろな福祉も含めての連携を外来の中で模索するため，私が行っている診療は通常とは少し異なるのかも知れません．良いのか悪いのかはよく分かりませんが，家族との距離感は近いのではと思います．「親戚のおじさんみたい」と言われることもありました．私の分野は，分子遺伝，細胞遺伝など基礎的なところから，臨床，福祉政策を含めた家族支援，地域啓蒙など多岐にわたります．全てのことの窓口になることを目指して頑張っていることにやりがいは感じますが，その一方，難しさもあります．

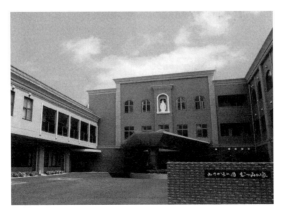

筆者撮影

(2) バンビの会（染色体障害児・者を支える会）とその変遷

　本会は，「生まれてきたわが子が染色体の障害と言われて，悲しみと絶望の中でどう育てたらよいのかわからない，教育は？　将来は？　と不安がいっぱいの両親に笑顔を取り戻してもらい，同じ道をたどってきた親たちや，医療，教育，福祉の関係者とともに力を合わせてすこやかに育て，社会に参加する」という願いから生まれました．当時の長崎大学の原研遺伝教授の故新川詔夫先生と小児科教授の故辻芳郎先生及び染色体異常児の家族が話し合いを進めて，昭和63年4月に本会が設立されました．染色体異常児・者及びその家族が中心的構成員ですが，医療関係者，療育関係者，福祉関係者，教育関係者なども入り込んでいて，該当疾患もダウン症候群のみならず他の染色体異常も含まれ，連絡互助会的な役割を担っているところが本会の特徴と言えます．

昭和59年4月	新川詔夫先生が長崎大学原研遺伝の教授として赴任
昭和62年12月	「バンビの会」（仮称）の話を新川先生が辻先生に相談
昭和63年1月〜4月	5回の準備会と作業部会を行った
昭和63年4月10日	「バンビの会」が発足．初代会長は辻芳郎小児科教授
4月（年不明）	第2代会長として金谷幸治氏が就任
4月（年不明）	第3代会長として新川詔夫先生が就任
平成11年4月	第4代会長として川口幸義先生が就任
平成12年4月	第5代会長として近藤達郎が就任　　　　　現在に至る

　本会の活動としては会員相互の研修と親睦，育児・就学・就労・医療などについての相談および情報交換，地域社会への啓発などがあります．年に1度の総会，療育相談会，秋季研修旅行，クリスマス会，月に1度の役員会，及び各支部での定期連絡会議，年に3回の会報誌，ホームページの作成，長崎大学小児科との共催で「ダウン症候群トータル医療ケア・フォーラム」の開催，本会員で構成されているサークル（バンビ合奏隊，バンビーズ（ダンスグループ）など）活動などを行っています．今のところ任意団体のままで活動して，会員会費及び寄付などで賄っています．県内を6支部に分け（長崎，諫早，大村，

島原，佐世保・県北，五島）それぞれ地域に密着した例会を開いています．

　昭和63年のバンビの会が非営利団体として発足した当時，私は医師（小児科医）になって3年目で故辻芳郎小児科教授，新川詔夫原研遺伝教授のご指導のもと，長崎大学原爆後障害医療研究所　人類遺伝学研究分野（原研遺伝）で大学院生として主に分子遺伝を中心に研究をしておりました．その後，本会が設立されてから現在37年目になり，私が平成12年より会長を拝命しています．これまで長く存続できましたのは，一重に会員の皆様および私どもを支えていただいた皆様のおかげと感謝いたしております．

　私どもバンビの会の特徴の一つに上記のことが関係してか，特に医療関係者とのつながりの強さが挙げられるかと存じます．各種アンケート調査依頼などには，その目的が私どもの会の方向性と大きくずれない限りにおいてご協力をしておりますし，逆にその結果などを真っ先にフィードバックしていただいております．私どもを取り巻く環境は日々変化しておりますし，それを網羅的に把握することは困難を伴いますが，全体像を見渡した上で現在の状況を確認するというスタンスは極めて重要と思います．その意味におきましても，最新の情報を共有しつつ，様々な染色体異常の患者・家族に共通する問題や各疾患の特性が深く関わる問題を再確認し，今後の方向性を探っていく必要があると思っております．

　バンビの会に37年，会長として25年関わって，家族会の在り方は変化を示しているような感じがします．本会が開設された当初は，簡単には情報が手に入りづらい時期でした．そのため，同じ疾患をお持ちの家族との情報共有，書籍や勉強会（講演会）が情報元だったと思われます．家族会は，その情報や心の整理をしやすいものだったのではないかと思います．更に大規模支援団体は我が国の制度設計に一石を投じることもあったと思います．ところがインターネット環境の整備や外国語の翻訳機能の向上があり，個人単位で国内外の情報を簡単に手に入れることができ，同じような考え方や共感できる方とつながることができるようになってくると当然家族会のありようも変化すると思います．従来の家族会経由での情報取得の目的は薄れてくることが想定されるので，それに伴い，家族会の意義も変化していくことは考えられます．ただ，非常にまれな疾患や状況に関しては，情報を得ることが難しいため，以前の家族会の存

在意義が残されるのではと思います．

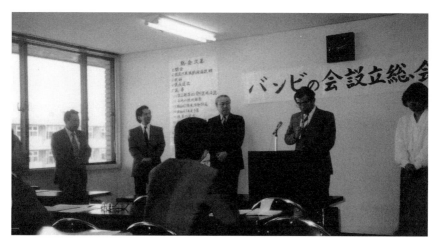

昭和63年4月10日　バンビの会設立総会　（川口幸義先生よりご提供いただきました）

（3）自然歴調査

　我が国で染色体検査が保険適応になった年は昭和49年です．この時は検査施設が限定されていたようです．そのため，高齢のDS者は現在のように染色体検査で確定診断を受けていない方もいると推測され，自然歴が分かりにくい状況にあります．そのため，我々は中学卒業以降の在宅，グループホーム／ケアホーム，施設におられるDS者を対象に，バンビの会をはじめとするDS者家族，作業所／施設の指導員やケア担当者に自然的アンケート調査を行いました．長崎県を中心とした方々から550通の回答をいただき，その詳細は以下に各項目についての意見もつけて述べさせていただきます．概略としては（1）DS者の生活の場は10歳代，20歳代は在宅が主流だが，30歳代で施設の方が多くなります（在宅者と施設入所者が同じくらいになる年齢は30-34歳でした）．（2）20歳代まで能力的に向上している方が多いが，30-40代位から徐々に'老化'が出現してきます．（3）40歳代の方でも，元気に生活されている方も少なからずおられます．（4）急激に日常生活能力の低下を示した方はおそらく15歳以上のDS者で6.5％前後存在し，その発症年齢は，10歳代，20歳代に多く見られました．（5）調べた中での最年長は65歳でした．

　以下に，「ダウン症をもつ人々の自然歴アンケート調査概要（平成22年4月）」を示すとともに，今回，考察を入れています．

　なお，本アンケート調査にはダウン症者自然歴研究委員会の先生方（森藤香奈子先生，故　中根秀之先生，松本正先生，福田雅文先生，塚田慧美様，土居美智子先生，本村秀樹先生，森内浩幸先生）の他，

　下記のように多くの方々にご理解ご協力いただきました．この場を借りて深謝いたします．

- ○　染色体障害児・者を支える会（バンビの会）（長崎県）
- ○　（旧）長崎市小鳩会
- ○　麦の会（大宮ダウン症児・者の親の会）（埼玉県）
- ○　社団法人　長崎県手をつなぐ育成会
- ○　社会福祉法人　長崎市手をつなぐ育成会

- ○ 社団法人　長崎県知的障がい者福祉協会
- ○ きょうされん九州ブロック（長崎県，福岡県，熊本県，大分県，鹿児島県）
- ○ 長崎県立虹の原特別支援学校
- ○ 社会福祉法人　福岡障害者文化事業協会　知的障害者通所授産施設JOY倶楽部プラザ
- ○ 社会福祉法人　たちばな会
- ○ 社会福祉法人　南高愛隣会　県央地域サービスセンター
- ○ 島原市相談支援事業所　ネットワークセンター　ひかり
- ○ 社会福祉法人　聖母の騎士会
- ○ 社会福祉法人　聖家族会

順不同

I．対象者の詳細

1．ダウン症者の年齢と性別

生活場	16-19	20-24	25-29	30-34	35-39	40-44	45-49	50-54	55-59	60-65	小計
在宅	59 (31:28)	83 (43:40)	53 (30:23)	23 (10:13)	23 (14:9)	22 (12:10)	4 (3:1)	1 (1:0)	0	0	268 (144:124)
施設	2 (1:1)	11 (3:8)	9 (7:2)	22 (12:10)	37 (17:20)	32 (21:11)	43 (19:24)	34 (18:16)	27 (15:12)	18 (11:7)	235 (124:111)
GH/CH	1 (1:0)	3 (1:2)	6 (3:3)	6 (4:2)	14 (10:4)	4 (1:3)	10 (7:3)	1 (0:1)	2 (2:0)	0	47 (29:18)
小計	62 (33:29)	97 (47:50)	68 (40:28)	51 (26:25)	74 (41:33)	58 (34:24)	57 (29:28)	36 (19:17)	29 (17:12)	18 (11:7)	550 (297:253)

* GH/CH: グループホーム・ケアホーム，下段の（　）は男女比
*最年長は，男性63歳，女性65歳であった．

今回の調査では，550名の中で，男女比は117:100で若干男性が多い結果でした．2024年1月の我が国の15歳以上の人口は5314万人:5686万人で93:100と若干女性が多いです．詳細を確認するために本研究が行われた平成22年の我が国の状況を重ねると右頁の表になります．見てお分かりの様に49

歳までは日本人の人口は男性が多く50-54歳で同数，それ以降は女性が多くなります．DS者で年齢の高い分布がいなかったため，この男女比は大きくは変わらないという結果だったとも考えられます．

	16-19	20-24	25-29	30-34	35-39	40-44	45-49	50-54	55-59	60-65	66-
ダウン症	62 (33:29)	97 (47:50)	68 (40:28)	51 (26:25)	74 (41:33)	58 (34:24)	57 (29:28)	36 (19:17)	29 (17:12)	18 (11:7)	0
日本人 (万人)	481.7 (247.5: 234.2)	630.4 (322.8: 307.6)	715.5 (364.3: 351.2)	821.4 (418.0: 403.4)	968.8 (492.7: 476.1)	865.1 (438.2: 426.9)	796.6 (401.5: 395.1)	760.8 (380.7: 380.1)	805.7 (429.7: 436.0)	1148.3 (562.5: 585.8)	2703.8 (1182.6: 1611.2)

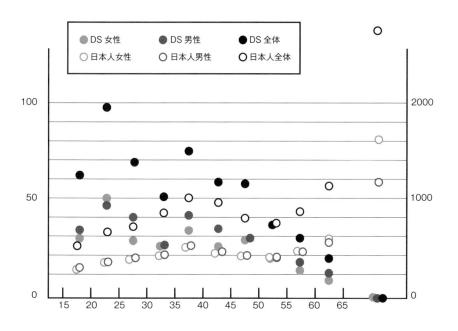

図．ダウン症者及び日本人の人口動態（平成22年）
左カラム：ダウン症人口（人）　右カラム：日本人人口（万人）

2. 生活の場の割合

生活場	16-19	20-24	25-29	30-34	35-39	40-44	45-49	50-54	55-59	60-65
在宅	59 (95.2%)	83 (85.6%)	53 (77.9%)	23 (45.1%)	23 (31.1%)	22 (37.9%)	4 (7.0%)	1 (2.8%)	0 (0.0%)	0 (0.0%)
施設	2 (3.2%)	11 (11.3%)	9 (13.2%)	22 (43.1%)	37 (50.0%)	32 (55.2%)	43 (75.4%)	34 (94.4%)	27 (93.1%)	18 (100%)
GH/CH	1 (1.6%)	3 (3.1%)	6 (8.8%)	6 (11.8%)	14 (18.9%)	4 (6.9%)	10 (17.6%)	1 (2.8%)	2 (6.9%)	0 (0.0%)
小計	62 (100%)	97 (100%)	68 (100%)	51 (100%)	74 (100%)	58 (100%)	57 (100%)	36 (100%)	29 (100%)	18 (100%)

　30-34歳で在宅生活者と施設入所者が同じくらいになっています．それより若い年齢層では在宅の方が多く，35歳以降は施設入所者が増加していきます．50歳を過ぎた方で在宅の方は非常に少ないことが分かります．本人の状況のみならず，両親の健康状況にも関係することは容易に想像できます．30歳代で在宅の方と施設の方の後述のQOLを比べたところ，在宅の方が施設入所者と比べ，かなり日常生活能力（コミュニケーション能力，サポート度など）が高いことが分かっています（後述）．この当時は，グループホームやケアホームそのものが少なかったため，現在の状況と少し異なっていることがあると思います．現在は，短期入所を利用しながら自宅で生活をされている方や，グループホーム・ケアホームを利用して週末自宅に戻られる方など生活様式の変化が見られるようです．また，最近は50歳代でも在宅で生活される，または定期的に自宅に戻られる方も散見されているように感じます．

3. 各生活の場での年齢分布

生活場	16-19	20-24	25-29	30-34	35-39	40-44	45-49	50-54	55-59	60-65	小計
在宅	59 (22.0%)	83 (31.0%)	53 (19.8%)	23 (8.6%)	23 (8.6%)	22 (8.2%)	4 (1.5%)	1 (0.4%)	0 (0.0%)	0 (0.0%)	268 (100%)
施設	2 (0.9%)	11 (4.7%)	9 (3.8%)	22 (9.4%)	37 (15.7%)	32 (13.6%)	43 (18.3%)	34 (14.5%)	27 (11.5%)	18 (7.7%)	235 (100%)
GH/CH	1 (2.1%)	3 (6.4%)	6 (12.8%)	6 (12.8%)	14 (29.8%)	4 (8.5%)	10 (21.3%)	1 (2.1%)	2 (4.2%)	0 (0.0%)	47 (100%)

アンケート回答者による内訳は左頁に示しています．今回の調査では，在宅者では16-29歳が，施設入所者は数としては30-59歳が多いように思われます．

II. 現在の状況

1-a. 行動状況（全体）

	スムーズに歩いたり走ったりすることができる.	走ることは難しいが，自力で歩くことは問題ない.	介助があると歩くことができる.	歩けないがはいはいなどで移動は可能.	移動は困難である.	小計
16-19	55 (27:28)	6 (5:1)	0	0	0	61
20-24	74 (41:33)	19 (3:16)	1 (0:1)	0	1 (1:0)	95
25-29	48 (30:18)	17 (8:9)	2 (1:1)	0	1 (1:0)	68
30-34	29 (16:13)	19 (9:10)	3 (1:2)	0	0	51
35-39	47 (26:21)	21 (12:9)	5 (3:2)	0	1 (0:1)	74
40-44	34 (17:17)	19 (12:7)	4 (3:1)	1 (1:0)	0	58
45-49	36 (15:21)	17 (12:5)	3 (1:2)	0	1 (0.1)	57
50-54	14 (8:6)	18 (10:8)	2 (0:2)	1 (0:1)	1 (1:0)	36
55-59	4 (4:0)	15 (7:8)	6 (5:1)	1 (0:1)	3 (1:2)	29
60-65	2 (2:0)	10 (6:4)	2 (1:1)	0	3 (2:1)	17
小計	343 (62.8%)	161 (29.5%)	28 (5.1%)	3 (0.5%)	11 (2.0%)	546

＊記載の不備があったもの（省いたもの）5例（未記載や性別不明など）

今回の調査では，多くのダウン症者が介助なく歩行可能であることが分かります．その一方，若年層でも移動が困難な方もおられます．

1-b. 各年齢層におけるパーセンテージ

	スムーズに歩いたり走ったりすることができる.	走ることは難しいが,自力で歩くことは問題ない.	介助があると歩くことができる.	歩けないがはいはいなどでの移動は可能.	移動は困難である.	小計
16-19	55(90.2%)	6 (9.8%)	0	0	0	61
20-24	74 (77.9%)	19 (20.0%)	1 (1.1%)	0	1 (1.1%)	95
25-29	48 (70.6%)	17 (25.0%)	2 (2.9%)	0	1 (1.5%)	68
30-34	29 (56.9%)	19 (37.3%)	3 (5.9%)	0	0	51
35-39	47 (63.5%)	21 (28.4%)	5 (6.8%)	0	1 (1.4%)	74
40-44	34 (58.6%)	19 (32.8%)	4 (6.9%)	1 (1.7%)	0	58
45-49	36 (63.2%)	17 (29.8%)	3 (5.3%)	0	1 (1.7%)	57
50-54	14 (38.9%)	18 (50.0%)	2 (5.5%)	1 (2.8%)	1 (2.8%)	36
55-59	4 (13.8%)	15 (51.7%)	6 (20.7%)	1 (3.4%)	3 (10.3%)	29
60-65	2 (11.8%)	10 (58.8%)	2 (11.8%)	0	3 (17.6%)	17

　年齢別に考えてみますと，20歳未満の方の移動能力はほぼ問題ないようです．54歳以下の方は大半が歩いたり走ったりすることができます．55歳を過ぎると走ることが難しい方の方が多くなります．しかし，60-65歳でも走ったりすることが出来る方もおられることは心強い話ではないかと思われます．次頁以降に，在宅者，施設入所者，グループホーム・ケアホーム者別に示していますが，在宅者とグループホーム・ケアホーム者で移動能力が高いことが分かります．72%の方がスムーズに歩いたり走ったりできているようです．施設入所者においても，かなりの方が自力歩行が可能なことが分かります．移動能力に関しては，まずまず維持されていると言っても良いのかもしれません．

(3) 自然歴調査　15

詳細1 在宅者

	スムーズに歩いたり走ったりすることができる.	走ることは難しいが，自力で歩くことは問題ない.	介助があると歩くことができる.	歩けないがはいはいなどで移動は可能.	移動は困難である.	小計
16-19	52 (25:27)	6 (5:1)	0	0	0	58
20-24	63 (37:26)	16 (3:13)	1 (0:1)	0	1 (1:0)	81
25-29	36 (22:14)	15 (7:8)	2 (1:1)	0	0	53
30-34	13 (6:7)	9 (4:5)	1 (0:1)	0	0	23
35-39	15 (10:5)	8 (4:4)	0	0	0	23
40-44	12 (6:6)	10 (6:4)	0	0	0	22
45-49	1 (1:0)	2 (2:0)	1 (0:1)	0	0	4
50-54	0	1 (1:0)	0	0	0	1
55-59	0	0	0	0	0	0
60-65	0	0	0	0	0	0
小計	192 (72.4%)	67 (25.3%)	5 (1.9%)	0	1 (0.4%)	265

※記載の不備があったもの3例

詳細2 施設

	スムーズに歩いたり走ったりすることができる.	走ることは難しいが，自力で歩くことは問題ない.	介助があると歩くことができる.	歩けないがはいはいなどで移動は可能.	移動は困難である.	小計
16-19	2 (1:1)	0	0	0	0	2
20-24	8 (3:5)	3 (0:3)	0	0	0	11
25-29	6 (5:1)	2 (1:1)	0	0	1 (0:1)	9
30-34	12 (6:6)	9 (5:4)	1 (1:0)	0	0	22
35-39	22 (9:13)	10 (5:5)	4 (3:1)	0	1 (0:1)	37
40-44	20 (11:9)	7 (5:2)	4 (3:1)	1 (1:0)	0	32
45-49	28 (9:19)	12 (8:4)	2 (1:1)	0	1 (0:1)	43
50-54	14 (8:6)	16 (9:7)	2 (0:2)	1 (0:1)	1 (1:0)	34
55-59	3 (3:0)	14 (6:8)	6 (5:1)	1 (0:1)	3 (1:2)	27
60-65	2 (2:0)	10 (6:4)	2 (1:1)	0	3 (2:1)	17
小計	117 (50.0%)	83 (35.5%)	21 (9.0%)	3 (1.3%)	10 (4.3%)	234

※記載の不備があったもの1例

詳細3 グループホーム／ケアホーム

	スムーズに歩いたり走ったりすることができる.	走ることは難しいが,自力で歩くことは問題ない.	介助があると歩くことができる.	歩けないがはいはいなどで移動は可能.	移動は困難である.	小計
16-19	1 (1:0)	0	0	0	0	1
20-24	3 (1:2)	0	0	0	0	3
25-29	6 (3:3)	0	0	0	0	6
30-34	4 (4:0)	1 (0:1)	1 (0:1)	0	0	6
35-39	10 (7:3)	3 (3:0)	1 (0:1)	0	0	14
40-44	2 (0:2)	2 (1:1)	0	0	0	4
45-49	7 (5:2)	3 (2:1)	0	0	0	10
50-54	0	1 (0:1)	0	0	0	1
55-59	1 (1:0)	1 (1:0)	0	0	0	2
60-65	0	0	0	0	0	0
小計	34 (72.3%)	11 (23.4%)	2 (4.3%)	0	0	47

2-a. 言語機能（全体）

	音声も明瞭にスムーズに会話ができる.	やや聞き取りにくい面もあるが,ある程度普通に会話ができる.	聞き慣れている人とは会話が成立する.	単語程度.	ほとんど難しい.	小計
16-19	7 (3:4)	29 (12:17)	12 (9:3)	10 (7:3)	4 (2:2)	62
20-24	10 (1:9)	39 (21:18)	22 (9:13)	12 (10:2)	13 (4:9)	96
25-29	6 (5:1)	21 (11:10)	23 (11:12)	10 (6:4)	5 (5:0)	65
30-34	8 (1:7)	10 (2:8)	22 (13:9)	8 (3:5)	8 (8:0)	56
35-39	5 (2:3)	21 (13:8)	13 (9:4)	14 (7:7)	20 (10:10)	73
40-44	7 (3:4)	12 (8:4)	11 (5:6)	9 (6:3)	19 (12:7)	58
45-49	2 (0:2)	14 (9:5)	14 (6:8)	18 (6:12)	9 (7:2)	57
50-54	0	4 (2:2)	8 (4:4)	10 (5:5)	14 (8:6)	36
55-59	0	4 (2:2)	4 (1:3)	6 (4:2)	15 (10:5)	29
60-65	0	4 (3:1)	1 (1:0)	1 (0:1)	11 (7:4)	17
小計	45 (8.2%)	158 (28.8%)	130 (23.7%)	98 (17.8%)	118 (21.5%)	549

＊記載の不備があったもの（省いたもの）1例（未記載や性別不明など）

　言語機能は，同じ年齢でもかなりばらつきがあります．ただ，30歳前後と55歳前後で少し悪化する傾向があるのかもしれません．また，在宅とグルー

プホーム・ケアホームにいる方は，施設入所者と比べると言語機能は良い傾向にあります．30歳以上の施設入所者では，会話が難しい方が少なくありません．

2-b. 各年齢層におけるパーセンテージ

	音声も明瞭にスムーズに会話ができる.	やや聞き取りにくい面もあるが，ある程度普通に会話ができる.	聞き慣れている人とは会話が成立する.	単語程度.	ほとんど難しい.	小計
16-19	7 (11.3%)	29 (46.8%)	12 (19.3%)	10 (16.1%)	4 (6.5%)	62
20-24	10 (10.4%)	39 (40.6%)	22 (22.9%)	12 (12.5%)	13 (13.6%)	96
25-29	6 (9.2%)	21 (32.3%)	23 (35.4%)	10 (15.4%)	5 (7.7%)	65
30-34	8 (14.3%)	10 (17.8%)	22 (39.3%)	8 (14.3%)	8 (14.3%)	56
35-39	5 (6.8%)	21 (28.8%)	13 (17.8%)	14 (19.2%)	20 (27.4%)	73
40-44	7 (12.1%)	12 (20.7%)	11 (19.0%)	9 (15.5%)	19 (32.7%)	58
45-49	2 (3.5%)	14 (24.6%)	14 (24.6%)	18 (31.5%)	9 (15.8%)	57
50-54	0	4 (11.1%)	8 (22.2%)	10 (27.8%)	14 (38.9%)	36
55-59	0	4 (13.8%)	4 (13.8%)	6 (20.7%)	15 (51.7%)	29
60-65	0	4 (23.5%)	1 (5.9%)	1 (5.9%)	11 (64.7%)	17

詳細1 在宅者

	音声も明瞭にスムーズに会話ができる.	やや聞き取りにくい面もあるが，ある程度普通に会話ができる.	聞き慣れている人とは会話が成立する.	単語程度.	ほとんど難しい.	小計
16-19	6 (2:4)	29 (12:17)	12 (9:3)	8 (6:2)	4 (2:2)	59
20-24	10 (1:9)	37 (20:17)	15 (8:7)	10 (8:2)	11 (4:7)	83
25-29	9 (6:3)	17 (9:8)	18 (8:10)	6 (3:3)	3 (3:0)	53
30-34	2 (1:1)	5 (0:5)	12 (7:5)	3 (1:2)	1 (1:0)	23
35-39	4 (2:2)	7 (4:3)	8 (6:2)	2 (1:1)	2 (1:1)	23
40-44	5 (2:3)	8 (6:2)	4 (1:3)	3 (1:2)	2 (2:0)	22
45-49	0	1 (1:0)	1 (0:1)	2 (1:1)	0	4
50-54	0	0	0	0	1 (1:0)	1
55-59	0	0	0	0	0	0
60-65	0	0	0	0	0	0
小計	36	104	70	34	24	268

詳細 2 施設

	音声も明瞭にスムーズに会話ができる.	やや聞き取りにくい面もあるが, ある程度普通に会話ができる.	聞き慣れている人とは会話が成立する.	単語程度.	ほとんど難しい.	小計
16-19	0	0	0	2 (1:1)	0	2
20-24	0	1 (1:0)	6 (0:6)	2 (2:0)	2 (0:2)	11
25-29	0	1 (1:0)	3 (2:1)	3 (2:1)	2 (2:0)	9
30-34	3 (0:3)	3 (0:3)	6 (4:2)	5 (2:3)	4 (4:0)	21
35-39	0	7 (4:3)	3 (1:2)	12 (6:6)	15 (7:8)	37
40-44	2 (1:1)	3 (2:1)	5 (3:2)	6 (5:1)	16 (10:6)	32
45-49	0	9 (4:5)	11 (4:7)	15 (5:10)	8 (6:2)	43
50-54	0	4 (2:2)	8 (4:4)	9 (5:4)	13 (7:6)	34
55-59	0	3 (1:2)	4 (1:3)	5 (3:2)	15 (10:5)	27
60-65	0	4 (3:1)	2 (1:1)	1 (0:1)	11 (7:4)	18
小計	5	35	48	60	86	238

詳細 3 グループホーム／ケアホーム

	音声も明瞭にスムーズに会話ができる.	やや聞き取りにくい面もあるが, ある程度普通に会話ができる.	聞き慣れている人とは会話が成立する.	単語程度.	ほとんど難しい.	小計
16-19	1 (1:0)	0	0	0	0	1
20-24	0	1 (0:1)	2 (1:1)	0	0	3
25-29	0	3 (1:2)	2 (1:1)	1 (1:0)	0	6
30-34	0	2 (2:0)	1 (0:1)	0	3 (3:0)	6
35-39	1 (0:1)	7 (5:2)	3 (3:0)	0	3 (2:1)	14
40-44	0	1 (0:1)	2 (1:1)	0	1 (0:1)	4
45-49	2 (0:2)	4 (4:0)	2 (2:0)	1 (0:1)	1 (1:0)	10
50-54	0	0	0	1 (0:1)	0	1
55-59	0	1 (1:0)	0	1 (1:0)	0	2
60-65	0	0	0	0	0	0
小計	4	19	12	4	8	47

3-a. 日常生活能力（全体）

	ほぼ自立している.	言葉かけ程度でおおむね可能.	時にサポートが必要.	ほとんど常にサポートが必要.	サポートがあってもほとんど難しい.	小計
16-19	20 (9:11)	23 (12:11)	15 (10:5)	4 (2:2)	0	62
20-24	29 (13:16)	32 (17:15)	25 (12:13)	10 (4:6)	0	96
25-29	16 (11:5)	20 (11:9)	19 (8:11)	13 (10:3)	0	68
30-39	6 (3:3)	13 (6:7)	18 (10:8)	14 (7:7)	0	51
40-44	10 (6:4)	19 (12:7)	23 (13:10)	20 (9:11)	2 (1:1)	74
45-49	11 (6:5)	11 (7:4)	16 (7:9)	16 (11:5)	4 (3:1)	58
50-54	6 (4:2)	16 (7:9)	19 (9:10)	15 (8:7)	1 (1:0)	57
55-54	4 (2:2)	5 (2:3)	9 (7:2)	14 (8:6)	4 (0:4)	36
55-59	1 (0:1)	2 (1:1)	6 (4:2)	16 (11:5)	4 (1:3)	29
60-65	0	2 (1:1)	3 (3:0)	8 (5:3)	5 (2:3)	18
小計	103 (18.7%)	143 (26.0%)	153 (27.9%)	130 (23.7%)	20 (3.7%)	549

＊記載の不備があったもの（省いたもの）2例（未記載や性別不明など）

　日常生活能力は，言語機能と同じく，同じ年齢層でもかなりのばらつきが大きいことが分かります．また，30歳代と55歳前後で低下傾向が強くなるようです．また，在宅とグループホーム・ケアホームにいる方は，施設入所者と比べると日常生活能力は良い傾向にあります．30歳以上の施設入所者では，日常生活をサポートなく行える方が少ないようです．

3-b. 各年齢層におけるパーセンテージ

	ほぼ自立している.	言葉かけ程度でおおむね可能.	時にサポートが必要.	ほとんど常にサポートが必要.	サポートがあってもほとんど難しい.	小計
16-19	20 (32.3%)	23 (37.1%)	15 (24.2%)	4 (6.4%)	0	62
20-24	29 (30.2%)	32 (33.3%)	25 (26.0%)	10 (10.4%)	0	96
25-29	16 (23.5%)	20 (29.4%)	19 (28.0%)	13 (19.1%)	0	68
30-34	6 (11.8%)	13 (25.5%)	18 (35.3%)	14 (27.51%)	0	51
35-39	10 (13.5%)	19 (25.7%)	23 (31.1%)	20 (27.0%)	2 (2.7%)	74
40-44	11 (19.0%)	11 (19.0%)	16 (27.6%)	16 (27.6%)	4 (6.9%)	58
45-49	6 (10.5%)	16 (28.1%)	19 (33.3%)	15 (26.3%)	1 (1.8%)	57
50-54	4 (11.1%)	5 (13.9%)	9 (25.0%)	14 (38.9%)	4 (11.1%)	36
55-59	1 (3.4%)	2 (6.9%)	6 (20.7%)	16 (55.2%)	4 (13.8%)	29
60-65	0	2 (11.1%)	3 (16.7%)	8 (44.4%)	5 (27.8%)	18

詳細1 在宅者

	ほぼ自立している.	言葉かけ程度でおおむね可能.	時にサポートが必要.	ほとんど常にサポートが必要.	サポートがあってもほとんど難しい.	小計
16-19	20 (9:11)	21 (11:10)	14 (9:5)	4 (2:2)	0	59
20-24	28 (12:16)	26 (15:11)	21 (12:9)	7 (3:4)	0	82
25-29	14 (10:4)	14 (7:7)	15 (5:10)	10 (8:2)	0	53
30-34	5 (2:3)	8 (4:4)	7 (3:4)	3 (1:2)	0	23
35-39	6 (3:3)	8 (7:1)	7 (3:4)	2 (1:1)	0	23
40-44	9 (4:5)	7 (4:3)	5 (3:2)	1 (1:0)	0	22
45-49	1 (1:0)	1 (1:0)	1 (1:0)	2 (1:1)	0	5
50-54	0	0	0	1 (1:0)	0	1
55-59	0	0	0	0	0	0
60-65	0	0	0	0	0	0
小計	83	85	70	30	0	268

(3) 自然歴調査

詳細2 施設

	ほぼ自立している.	言葉かけ程度でおおむね可能.	時にサポートが必要.	ほとんど常にサポートが必要.	サポートがあってもほとんど難しい.	小計
16-19	0	1 (0:1)	1 (1:0)	0	0	2
20-24	0	4 (2:2)	4 (0:4)	3 (1:2)	0	11
25-29	1 (0:1)	2 (2:0)	3 (3:0)	3 (2:1)	0	9
30-34	0	4 (1:3)	8 (6:2)	10 (5:5)	0	22
35-39	1 (1:0)	7 (3:4)	12 (6:6)	15 (6:9)	2 (1:1)	37
40-44	2 (2:0)	4 (3:1)	9 (4:5)	13 (9:4)	4 (3:1)	32
45-49	3 (2:1)	11 (3:8)	16 (7:9)	12 (6:6)	1 (1:0)	43
50-54	4 (2:2)	5 (2:3)	9 (7:2)	12 (7:5)	4 (0:4)	34
55-59	1 (0:1)	2 (1:1)	6 (4:2)	14 (9:5)	4 (1:3)	27
60-65	0	2 (1:1)	3 (3:0)	8 (5:3)	5 (2:3)	18
小計	12	42	71	90	20	235

詳細3 グループホーム／ケアホーム

	ほぼ自立している.	言葉かけ程度でおおむね可能.	時にサポートが必要.	ほとんど常にサポートが必要.	サポートがあってもほとんど難しい.	小計
16-19	0	1 (1:0)	0	0	0	1
20-24	1 (1:0)	2 (0:2)	0	0	0	3
25-29	1 (1:0)	4 (2:2)	1 (0:1)	0	0	6
30-34	1 (1:0)	1 (1:0)	3 (1:2)	1 (1:0)	0	6
35-39	3 (2:1)	4 (2:2)	4 (4:0)	3 (2:1)	0	14
40-44	0	0	2 (0:2)	2 (1:1)	0	4
45-49	2 (1:1)	4 (3:1)	3 (2:1)	1 (1:0)	0	10
50-54	0	0	0	1 (0:1)	0	1
55-59	0	0	0	2 (2:0)	0	2
60-65	0	0	0	0	0	0
小計	8	16	13	10	0	47

III. 発達の計時的変化について

1. いつ頃が身体的にも知的にも最も高い状況でしたか？

0-4歳	5-9歳	10-14歳	15-19歳	20歳以上	計
6 (3:3)	7 (5:2)	28 (13:15)	57 (23:34)	73 (42:31)	171
3.5%	4.1%	16.4%	33.3%	42.7%	100%

＊記載の不備があったもの（省いたもの）31例（未記載や性別不明など）
16-19歳の28名は，現在が最も良いと報告している．この数は，除いている．

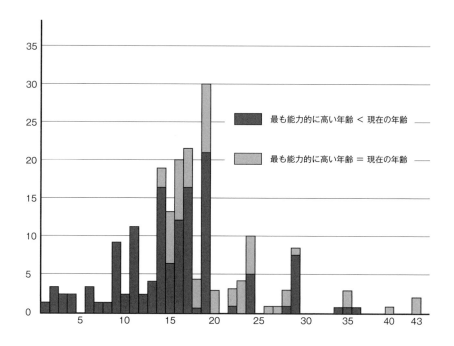

　家族の印象としては，最も能力的に高い年齢は20歳弱（高等部卒業前後から1-2年程度）との意見が多くありました．ただ，非常にばらつきが大きいと言えます．1-2歳の頃がピークだったと答える方もいるし，43歳でも今が最も良いと答える方もおられます．おそらく，乳児期がピークだったと答える方の中に自閉スペクトラム症のような強度行動障害がかぶさっている方もおられ

るかもしれません．また，家族の心配度，困り度が強くなく，その状況が続いている方は，今が一番良いと答えやすいかもしれません．

2. その頃と比べて，現在の状況はいかがでしょうか？

	変わらない．	やや落ちたと感じるが日常生活に支障なし．	やや落ちたと感じるが介護者の対応によって日常生活が可能．	介護者が対応しても．日常生活がやや困難なことあり．	レベル低下があり介護者の対応があっても日常生活が非常に困難．	計
	91	57	34	10	3	195
	46.7%	29.2%	17.5%	5.1%	1.5%	100%
16-19			6 (1:5)	0	0	6
20-24			5 (3:2)	2 (0:2)	1 (1:0)	8
25-29			4 (2:2)	1 (1:0)	2 (1:1)	7
16-29 小計			15	3	3	
30-34			4 (2:2)	2 (1:1)	0	6
35-39			7 (4:3)	2 (1:1)	0	9
40-44			5 (2:3)	3 (2:1)	0	8
45-65			3 (2:1)	0	0	3
計			34	10	3	47

* 記載の不備があったもの（省いたもの）35例（未記載や性別不明など）

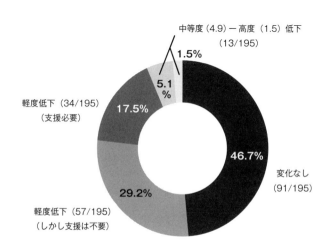

「介護者が対応しても，日常生活がやや困難なことあり」「レベル低下があり介護者の対応があっても日常生活が非常に困難」と回答した 13 名に対し

 a. 困難と感じたのは何歳頃ですか？ （　／現在）歳頃
  14/25, 15/25, 14-15/43, 18/21, 20/22, 21/25, 23/39, 25/30, 25/31, 35/40,
  無記載　3 名

 b. 身体的にも知的にも最も高かった頃から困難と感じ始めるまでの期間は短期間（1-2 年）でしたか？
  はい　6 名　　　いいえ　5 名　　　未記載 2 名

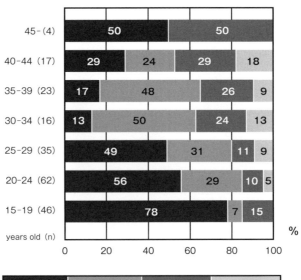

能力的に変化がない方は，その多くが20歳代以下であることが分かります．しかし，ある時期を契機として急激に状況が深刻になる方がいます．これを，その後，「退行様症状」と命名しました．これは，15歳から25歳を中心に起こります．また，一度，そのような状況になると，改善に非常に時間がかかるか，改善が困難であることが少なくありません．16歳以上のダウン症者の6.4％程度存在する可能性があります．更に，女性に関しては，生理と関係する方が多いようです．月経前症候群を契機として，退行様症状まで呈することがあるので注意が必要です．

3. 女性で動きが緩慢になるなど落ち込みがある状況を認めた場合，生理と関係しますか？

　　　　　はい　27　　　いいえ　157　　　不明／未記載　69　　　計253

「やや落ちたと感じるが介護者の対応によって日常生活が可能」「介護者が対応しても，日常生活がやや困難なことあり」「レベル低下があり介護者の対応があっても日常生活が非常に困難」と回答した女性24名に対し，生理の前後で特に落ち込みが激しくなることがありますか？

　　　　　はい　7名　　　いいえ　12名　　　未記載5名

IV. 療育手帳

1. 療育手帳を持っていますか？

　　　　　はい　534　　　いいえ　2　　　未記載　15　　　計551名

2. 療育手帳の等級の変更はありましたか？

　　　　　はい　241　　　いいえ　200　　　未記載　110　　　計551名

3. 変更があった場合は

重くなった 178　　軽くなった 11　　最終的に不変 39　　未記載 13

療育手帳は，地域によって等級の種類が異なることがあります．例えば，A1, A2, B1, B2と4種類のところもあるし，A, Bの2種類のこともあります．いずれもAの方がBより重度です．等級の変更は，数年に1度，更新される際にその変更を伝えられますが，重度の方が福祉政策の手厚さが強くなります．現時点では，知能指数をベースに判定されていますが，今後，もっと多岐にわたっての判定基準になる可能性があります．

V. 身体的状況

A. 外観老化徴候

1. 眉毛・耳穴の長毛

該当あり（○）	該当しない（×）	不明（△）	未記載	小計	○/○+×
68	432	32	18	550	13.6%

	16-19	20-24	25-29	30-34	35-39	40-44	45-49	50-54	55-59	60-65	小計
	62	97	68	51	74	58	57	36	29	18	550 (297:253)
	1 (0:1)	3 (2:1)	4 (4:0)	4 (2:2)	12 (9:3)	11 (9:2)	3 (3:0)	11 (7:4)	13 (11:2)	6 (3:3)	68 (50:18)
	1/62= 1.6%	3/97= 3.1%	4/68= 5.9%	4/51= 7.8%	12/74= 16.2%	11/58= 19.0%	3/57= 5.3%	11/36= 30.1%	13/29= 44.8%	6/18= 33.3%	68/550= 12.3%

男女比　対象：297:253 = 1.17:1　　本検討：50:18 = 2.78:1

眉毛や耳穴の長毛は50歳になると，約30％程度みられ，その後は大きく変化がないようです．男女比は対象者数を1:1にしても2.37:1と男性が女性より約2.4倍近く多いことが分かります．

(3) 自然歴調査　27

2. 毛髪脱毛

該当あり（〇）	該当しない（×）	不明（△）	未記載	小計	〇/〇+×
99	411	36	4	550	19.4%

	16-19	20-24	25-29	30-34	35-39	40-44	45-49	50-54	55-59	60-65	小計
	62	97	68	51	74	58	57	36	29	18	550 (297:253)
	3 (1:2)	6 (3:3)	6 (2:4)	13 (7:6)	14 (11:3)	12 (8:4)	10 (6:4)	11 (7:4)	13 (8:5)	11 (7:4)	99 (60:39)
	3/62=4.8%	6/97=6.2%	6/68=8.8%	13/51=25.5%	14/74=18.9%	12/58=20.7%	10/57=17.5%	11/36=30.1%	13/29=44.8%	11/18=61.1%	99/550=18.0%

男女比　対象：297:253 = 1.17:1　　本検討：60:39 = 1.54:1

　毛髪の脱毛については50歳頃から30%に達し，年齢とともに増加していきます．男女比は対象者数を考慮しても1.32:1と若干男性に多いようです．

3. 白髪

該当あり（〇）	該当しない（×）	不明（△）	未記載	小計	〇/〇+×
237	282	16	15	550	45.7%

	16-19	20-24	25-29	30-34	35-39	40-44	45-49	50-54	55-59	60-65	小計
	62	97	68	51	74	58	57	36	29	18	550 (297:253)
	15 (6:9)	22 (10:12)	26 (16:10)	20 (7:13)	28 (15:13)	28 (16:12)	36 (20:16)	21 (13:8)	26 (16:10)	15 (8:7)	237 (127:110)
	15/62=24.2%	22/97=22.7%	26/68=38.2%	20/51=39.2%	28/74=37.8%	28/58=48.2%	36/57=63.5%	21/36=58.3%	26/29=89.7%	15/18=83.3%	237/550=43.0%

男女比　対象：297:253 = 1.17:1　　本検討：127:110 = 1.15:1

　白髪は高校生から2割以上の方に見られますが，25歳を超えると4割近くになり55歳を超えると8-9割の方になります．男女で大きな差はないようです．

4. 歯の脱落

該当あり（〇）	該当しない（×）	不明（△）	未記載	小計	〇／〇＋×
152	362	22	14	550	29.6%

16-19	20-24	25-29	30-34	35-39	40-44	45-49	50-54	55-59	60-65	小計
62	97	68	51	74	58	57	36	29	18	550 (297:253)
1 (0:1)	3 (0:3)	5 (2:3)	8 (2:6)	22 (12:10)	33 (15:18)	19 (10:9)	23 (12:11)	23 (15:8)	15 (9:6)	152 (77:75)
1/62= 1.6%	3/97= 3.1%	5/68= 7.3%	8/51= 15.7%	22/74= 29.7%	33/58= 56.9%	19/57= 33.3%	23/36= 63.9%	23/29= 79.3%	15/18= 83.3%	152/550= 27.6%

男女比　対象：297:253 ＝ 1.17:1　本検討：77:75 ＝ 1.03:1

　歯に関しては，35歳以上になると3割程度に脱落をみて，年齢とともに増加していきます．男女差はないようです．歯の矯正はDSで保険がきく場合が多いし，口腔状況は全身の健康にも関連するため，チェックと対策は必要と思われます．

5. 背中が丸くなる

該当あり（〇）	該当しない（×）	不明（△）	未記載	小計	〇／〇＋×
163	332	38	17	550	32.9%

16-19	20-24	25-29	30-34	35-39	40-44	45-49	50-54	55-59	60-65	小計
62	97	68	51	74	58	57	36	29	18	550 (297:253)
11 (4:7)	16 (7:9)	18 (9:9)	13 (5:8)	24 (12:12)	22 (14:8)	18 (9:9)	15 (9:6)	14 (9:5)	12 (6:6)	163 (84:79)
11/62= 17.7%	16/97= 16.5%	18/68= 26.5%	13/51= 25.5%	24/74= 32.4%	22/58= 37.9%	18/57= 31.6%	15/36= 41.7%	14/29= 48.3%	12/18= 66.7%	163/550= 29.6%

男女比　対象：297:253 ＝ 1.17:1　本検討：84:79 ＝ 1.06:1

　背中が丸くなる（円背）は35歳を過ぎたころから3割以上の方に見られます．男女差はなさそうです．筋力の問題，日常生活能力の問題などが関係するかもしれません．

6. 白内障

該当あり（○）	該当しない（×）	不明（△）	未記載	小計	○／○＋×
123	360	46	21	550	25.5%

	16-19	20-24	25-29	30-34	35-39	40-44	45-49	50-54	55-59	60-65	小計
	62	97	68	51	74	58	57	36	29	18	550 (297:253)
	10 (6:4)	11 (5:6)	9 (4:5)	9 (5:4)	17 (9:8)	16 (10:6)	17 (7:10)	13 (5:8)	11 (8:3)	10 (7:3)	123 (66:57)
	10/62= 16.1%	11/97= 11.3%	9/68= 13.2%	9/51= 17.6%	17/74= 23.0%	16/58= 27.6%	17/57= 29.8%	13/36= 36.1%	11/29= 37.9%	10/18= 55.6%	123/550= 22.3%

男女比 対象：297:253 = 1.17:1　本検討：66:57 = 1.16:1

　白内障は，軽微なものを含めると30歳代では，非常に多くの方が罹患しているとの報告があります．ただ，その多くは日常生活上の支障が少ないため，この結果は日常生活上の支障が出るほどの重度な方々の結果である可能性が高いと思われます．50歳を超えると3割以上の方に，問題を生じるようです．男女差はなさそうです．

7. 目のくぼみ

該当あり（○）	該当しない（×）	不明（△）	未記載	小計	○／○＋×
110	379	43	18	550	22.5%

	16-19	20-24	25-29	30-34	35-39	40-44	45-49	50-54	55-59	60-65	小計
	62	97	68	51	74	58	57	36	29	18	550 (297:253)
	2 (0:2)	4 (3:1)	5 (4:1)	10 (5:5)	17 (10:7)	12 (7:5)	15 (8:7)	17 (11:6)	17 (11:6)	11 (6:5)	110 (65:45)
	2/62= 3.2%	4/97= 4.1%	5/68= 7.3%	10/51= 19.6%	17/74= 23.0%	12/58= 20.7%	15/57= 26.3%	17/36= 47.2%	17/29= 58.6%	11/18= 61.1%	110/550= 20.0%

男女比 対象：297:253 = 1.17:1　本検討：65:45 = 1.44:1

　目のくぼみも老化兆候とされていますが，50歳を過ぎると急激に増加し，半数以上の方に認められます．男女差はなさそうですが，50歳以上では男性に多い傾向があります．

8. 爪の縦溝

該当あり（〇）	該当しない（×）	不明（△）	未記載	小計	〇／〇＋×
103	352	50	45	550	22.6%

16-19	20-24	25-29	30-34	35-39	40-44	45-49	50-54	55-59	60-65	小計
62	97	68	51	74	58	57	36	29	18	550 (297:253)
0	6 (4:2)	8 (7:1)	9 (3:6)	13 (11:2)	8 (5:3)	16 (14:2)	16 (9:7)	17 (12:5)	10 (5:5)	103 (70:33)
0	6/97= 6.2%	8/68= 11.8%	9/51= 17.6%	13/74= 17.6%	8/58= 13.8%	16/57= 28.1%	16/36= 44.4%	17/29= 58.6%	10/18= 55.6%	103/550= 18.7%

男女比　対象：297:253 = 1.17:1　本検討：70:33 = 2.12:1

爪の縦溝も50歳を過ぎると半数が認められるようになります．これについては，男性に多い傾向があります．

9. 皮膚の色素斑

該当あり（〇）	該当しない（×）	不明（△）	未記載	小計	〇／〇＋×
118	378	37	17	550	23.8%

16-19	20-24	25-29	30-34	35-39	40-44	45-49	50-54	55-59	60-65	小計
62	97	68	51	74	58	57	36	29	18	550 (297:253)
3 (0:3)	2 (2:0)	8 (5:3)	8 (2:6)	18 (8:10)	18 (13:5)	18 (7:11)	19 (11:8)	14 (8:6)	10 (5:5)	118 (61:57)
3/62= 4.8%	2/97= 2.1%	8/68= 11.8%	8/51= 15.7%	18/74= 24.3%	18/58= 31.0%	18/57= 31.6%	19/36= 52.8%	14/29= 48.3%	10/18= 55.6%	118/550= 21.4%

男女比　対象：297:253 = 1.17:1　本検討：61:57 = 1.07:1

老人性色素斑は，通常早ければ30歳台で，多くは40歳以降に出現し，顔面・手背・前腕など日光（紫外線）にあたる部位に見られるとされています．ダウン症者ではもっと早い時期に現れることがありますが，50歳を過ぎると半数程度の頻度になります．男女差はないようです．

10. 皮膚弾力減少，しわ

該当あり（○）	該当しない（×）	不明（△）	未記載	小計	○／○＋×
161	323	41	25	550	33.3%

16-19	20-24	25-29	30-34	35-39	40-44	45-49	50-54	55-59	60-65	小計
62	97	68	51	74	58	57	36	29	18	550 (297:253)
2 (1:1)	3 (3:0)	7 (4:3)	14 (8:6)	22 (12:10)	22 (16:6)	28 (17:11)	26 (14:12)	22 (16:6)	15 (8:7)	161 (99:62)
2/62= 3.2%	3/97= 3.1%	7/68= 10.3%	14/51= 27.5%	22/74= 29.7%	22/58= 37.9%	28/57= 49.1%	26/36= 72.2%	22/29= 75.9%	15/18= 83.3%	161/550= 29.2%

男女比　対象：297:253 = 1.17:1　本検討：99:62 = 1.60:1

　皮膚の弾力が減少し，細かなしわが起こるのは，45歳以上で半数程度になり，その後加齢とともに増加していきます．男女差は男性が多いようです．

B. 機能低下

　下記に詳細を示しますが，実際には，検査が専門機関でないとできないこともあり，本アンケート結果が実情をどれくらい的確に拾っているのかが不明瞭のこともあります．今後，どのようなフォローアップが必要かを再検討する必要があるのかも知れません．

1. 視力低下

該当あり（○）	該当しない（×）	不明（△）	未記載	小計	○／○＋×
186	226	125	13	550	45.1%

16-19	20-24	25-29	30-34	35-39	40-44	45-49	50-54	55-59	60-65	小計
62	97	68	51	74	58	57	36	29	18	550 (297:253)
19 (8:11)	22 (11:11)	21 (11:10)	13 (3:10)	28 (16:12)	25 (14:11)	17 (11:6)	16 (6:10)	14 (8:6)	11 (6:5)	186 (94:92)
19/62= 30.6%	22/97= 22.7%	21/68= 30.9%	13/51= 25.5%	28/74= 37.8%	25/58= 43.1%	17/57= 29.8%	16/36= 44.4%	14/29= 48.3%	11/18= 61.1%	186/550= 33.8%

男女比　対象：297:253 = 1.17:1　本検討：94:92 = 1.02:1

視力低下は，年齢に関係なく3-4割があるようです．50歳を超えると増加傾向にあるのは，前述の白内障の出現と関係あると思われます．男女差はなさそうです．

2. 聴力低下

該当あり（○）	該当しない（×）	不明（△）	未記載	小計	○/○+×
84	351	93	22	550	19.3%

16-19	20-24	25-29	30-34	35-39	40-44	45-49	50-54	55-59	60-65	小計
62	97	68	51	74	58	57	36	29	18	550 (297:253)
5 (1:4)	10 (5:5)	10 (7:3)	7 (3:4)	11 (9:2)	9 (4:5)	12 (9:3)	7 (2:5)	8 (6:2)	5 (0:5)	84 (46:38)
5/62= 3.2%	10/97= 10.3%	10/68= 14.7%	7/51= 13.7%	11/74= 14.9%	9/58= 15.5%	12/57= 21.1%	7/36= 19.4%	8/29= 27.6%	5/18= 27.8%	84/550= 13.4%

男女比　対象：297:253 = 1.17:1　本検討：46:38 = 1.21:1

聴力低下は，45歳を過ぎると若干増加し，2-3割程度になります．聴力も男女差はなさそうです．

3. 運動機能低下

該当あり（○）	該当しない（×）	不明（△）	未記載	小計	○/○+×
210	245	80	15	550	46.2%

16-19	20-24	25-29	30-34	35-39	40-44	45-49	50-54	55-59	60-65	小計
62	97	68	51	74	58	57	36	29	18	550 (297:253)
9 (3:6)	15 (4:11)	25 (14:11)	22 (12:10)	31 (15:16)	21 (14:7)	25 (18:7)	24 (13:11)	23 (12:11)	15 (8:7)	210 (113:97)
9/62= 14.5%	15/97= 15.5%	25/68= 36.8%	22/51= 43.1%	31/74= 41.9%	21/58= 36.2%	25/57= 43.9%	24/36= 66.7%	23/29= 79.3%	15/18= 83.3%	210/550= 38.1%

男女比　対象：297:253 = 1.17:1　本検討：113:97 = 1.16:1

運動能力については25-30歳くらいと50歳頃の2段階で低下があるように見られます．男女差はないようです．

4. 排尿機能低下

該当あり（〇）	該当しない（×）	不明（△）	未記載	小計	〇／〇＋×
46	391	98	15	550	10.5%

16-19	20-24	25-29	30-34	35-39	40-44	45-49	50-54	55-59	60-65	小計
62	97	68	51	74	58	57	36	29	18	550 (297:253)
4 (2:2)	6 (2:4)	6 (4:2)	3 (1:2)	4 (2:2)	9 (7:2)	2 (1:1)	4 (2:2)	6 (4:2)	2 (0:2)	46 (25:21)
4/62= 6.5%	6/97= 6.2%	6/68= 8.8%	3/51= 5.9%	4/74= 5.4%	9/58= 15.5%	2/57= 3.5%	4/36= 11.1%	6/29= 20.7%	2/18= 11.1%	46/550= 8.3%

男女比 対象：297:253 = 1.17:1　本検討：25:21 = 1.19:1

　排尿機能については，別項でも述べますが，かなりの頻度で排尿障害があることが分かっています．しかし，その多くは，「排尿に時間がかかる」「排尿回数が少ない」といったもので，日常のサポートに関して，多大な影響を与えないため，見逃されることが多いことが推測されます．実際には加齢とともに排尿障害は強くなるとされますが，年齢差が本アンケートでみられないことは，やはり見えづらいことがあると思われます．定期的な超音波残尿検査が必要と思われます．

5. 活動量低下

該当あり（〇）	該当しない（×）	不明（△）	未記載	小計	〇／〇＋×
198	224	100	28	550	46.9%

16-19	20-24	25-29	30-34	35-39	40-44	45-49	50-54	55-59	60-65	小計
62	97	68	51	74	58	57	36	29	18	550 (297:253)
8 (3:5)	15 (5:10)	16 (11:5)	21 (13:8)	33 (14:19)	22 (14:8)	23 (18:5)	23 (13:10)	21 (13:8)	16 (9:7)	198 (113:85)
8/62= 12.9%	15/97= 15.5%	16/68= 23.5%	21/51= 41.2%	33/74= 44.6%	22/58= 37.9%	23/57= 40.4%	23/36= 63.9%	21/29= 72.4%	16/18= 88.9%	198/550= 35.9%

男女比 対象：297:253 = 1.17:1　本検討：113:85 = 1.33:1

　活動量低下は，30-34歳頃から増加しますが，50歳を超えると約2/3以上で見られます．体重増加，老化と関係するのかもしれません．男女差は明確で

6. 感覚低下

該当あり（〇）	該当しない（×）	不明（△）	未記載	小計	〇／〇＋×
60	329	133	28	550	15.4%

16-19	20-24	25-29	30-34	35-39	40-44	45-49	50-54	55-59	60-65	小計
62	97	68	51	74	58	57	36	29	18	550 (297:253)
3 (0:3)	1 (1:0)	7 (5:2)	10 (4:6)	4 (4:0)	8 (6:2)	10 (7:3)	5 (3:2)	6 (4:2)	6 (1:5)	60 (35:25)
3/62= 4.8%	1/97= 1.0%	7/68= 10.3%	10/51= 19.6%	4/74= 5.4%	8/58= 13.8%	10/57= 17.5%	5/36= 13.9%	6/29= 20.7%	6/18= 33.3%	60/550= 10.9%

男女比　対象：297:253＝1.17:1　　本検討：35:25＝1.40:1

　感覚については，聴覚過敏が一定数いる一方，全体的に幼少児期から強い刺激を好む傾向にあるように思われますが，感覚的なことなので，他者が判定するのは難しいのかも知れません．男女差はなさそうです．

C. 現在の診療受診状況（現在定期的にかかっている疾患）

　下記に詳細を示しますが，実際には，採血で当該疾患状況を示すものが含まれていないことや，検査が現実的でないこともあり，本アンケート結果が実情をどれくらい的確に拾っているのかが不明瞭のこともあります．先天性のものであればある程度，わかっていると思われますが，成人発症のものではもしかしたら見過ごされることもあるのではと危惧されます．今後，どのようなフォローアップが必要かを再検討する必要があるのかも知れません．

1. 循環器疾患

該当あり（〇）	該当しない（×）	不明（△）	未記載	小計	〇／〇＋×
95	404	15	36	550	19.0%

内容：先天性心疾患（51），低血圧（5），徐脈（6），不整脈（2），心不全（2）など

受診している患者数	服薬をしている患者数（%）	手術歴のある患者数（%）
95	24 (25.3%)	53 (55.8%)

　先天性心疾患はダウン症児の約50％と言われています．それが，中学校卒業以降では，受診されている方が2割程度になっているようです．おそらく，多くの方は，継続診療を行った後，大きな問題がないといわれ，定期受診が終了となったのではと推測されます．定期受診をされている方の半数以上が以前手術を受けており，1/4が現在も服薬治療をされています．

2. 甲状腺疾患

該当あり（○）	該当しない（×）	不明（△）	未記載	小計	○/○+×
34	462	22	32	550	6.9%

内容：機能亢進（14），機能低下（10）など

受診している患者数	服薬をしている患者数（%）	手術歴のある患者数（%）
34	27 (79.4%)	2 (5.9%)

　ダウン症を持たれている方は，経験上，甲状腺機能亢進も低下もあり得るし，急に異常値を示すことも多々あります．しかし，臨床症状として気づかれることは少なく，甲状腺機能が高くても低くても，臨床的に変化がないことが多く，甲状腺機能亢進の際に，体重減少が認められる程度ではないかと思われます．甲状腺疾患は採血で判定されますが，通常の健康診断では甲状腺機能の項目が入っていないことが多いです．これまで報告されていた頻度と比べて今回の結果は少なく，これはそのようなことが関係していたのではと思われます．

3. 眼科疾患

該当あり（○）	該当しない（×）	不明（△）	未記載	小計	○/○+×
222	256	23	49	550	46.4%

内容（重複あり）：近視（67），乱視（52），遠視（25），斜視（33），白内障（103）など

受診している患者数	眼鏡をしている患者数（%）	手術歴のある患者数（%）
222	65 (29.3%)	42 (18.9%)

約半数が眼科を受診し，約3割が眼鏡を使用していました．手術も2割程度います．

4. 耳鼻咽喉科疾患

該当あり（○）	該当しない（×）	不明（△）	未記載	小計	○／○＋×
78	420	21	31	550	15.7%

内容：中耳炎（33），難聴（27）など

受診している患者数	補聴器をしている患者数（%）	手術歴のある患者数（%）
78	5 (6.4%)	16 (20.5%)

　耳鼻咽喉科疾患は中耳炎が多いですが，専門診療科にかからないと状況が分からないことがあります．特に，軽度であれば気づかれないこともあるのかも知れません．本結果は，成書にかかれている頻度と比し，少ないものでした．

5. 糖尿病

該当あり（○）	該当しない（×）	不明（△）	未記載	小計	○／○＋×
9	498	12	31	550	1.8%

受診している患者数	治療をしている患者数（%）	手術歴のある患者数（%）
9	6 (66.7%)	0

　糖尿病は，ダウン症候群の合併症としては気を付けないといけない疾患の一つとされています．しかし，アンケート調査からは非常に少ない結果でした．検査をしないとわからないこともあり，もしかしたら検査が不十分である可能性も否定できません．

6. 痛風

該当あり（○）	該当しない（×）	不明（△）	未記載	小計	○／○＋×
45	463	16	26	550	8.9%

痛風にて受診している患者数	服薬をしている患者数（%）	手術歴のある患者数（%）
45	38 (84.4%)	0

　高尿酸血症もダウン症候群の合併症としては気を付けないといけない疾患の一つです．実際に採血をすると，尿酸値はかなりの頻度で，高値です．私共の施設での採血結果では，ダウン症者の尿酸値の平均値が，基準値の正常上限に近い印象があります．しかし多くの高尿酸血症のDS者では症状が出ていないことも多く，かなりの高値で治療を行っています．私共の経験と比べると，本結果は少ない印象があります．検査をしないとわからないこともあり，もしかしたら検査が不十分である可能性も否定できません．

7. 痙攣

該当あり（○）	該当しない（×）	不明（△）	未記載	小計	○／○＋×
43	471	17	19	550	6.9%

けいれんにて受診している患者数	服薬をしている患者数（%）	手術歴のある患者数（%）
43	37 (86.0%)	0

　けいれん発作の初発年齢は二峰性で，幼児期と成人発症に分かれるとされています．今回の結果では約7%に認められていました．

8. 泌尿器疾患

該当あり（○）	該当しない（×）	不明（△）	未記載	小計	○／○＋×
23	473	23	31	550	4.6%

内容：排尿機能障害（11），生理不順（9），外性器異常（3）など

受診している患者数	服薬をしている患者数（%）	手術歴のある患者数（%）
23	4 (17.4%)	3 (13.0%)

　排尿障害は，その多くが「排尿回数が少ない」，「排尿時間が長い」，「終わったと思ったらまた排尿がある」などです．実際に検査をしてみると，もっと頻度が高いことが想定されるため，周囲が気づきにくいことがあるのかも知れません．

9. 消化器疾患

該当あり（○）	該当しない（×）	不明（△）	未記載	小計	○／○＋×
63	436	19	32	550	12.6%

内容：鎖肛（6），十二指腸潰瘍（2），十二指腸閉鎖（2），ヒルシュスプルング病（2），肝機能障害（4），B型肝炎（11），C型肝炎（1），痔核（10），高度便秘（13）など

受診している患者数	服薬をしている患者数（%）	手術歴のある患者数（%）
63	45 (71.4%)	14 (22.2%)

　消化器疾患は先天性の疾患とその後に発症するものに大別されます．例えば，胃潰瘍，十二指腸潰瘍などは内視鏡検査などが必要ですが，ダウン症者の中では全身麻酔をした上でないと検査ができないことがあります．検査が，医療機関ででもできにくいこともあるため，この数字がどれくらいの正確性を持っているのか，明確でない可能性もあります．

VI. 精神的状況

1. 日常生活に介助がたまに必要

該当あり（○）	該当しない（×）	不明（△）	未記載	小計	○／○＋×
273	199	34	44	550	57.8%

16-19	20-24	25-29	30-34	35-39	40-44	45-49	50-54	55-59	60-65	小計
62	97	68	51	74	58	57	36	29	18	550 (297:253)
24 (15:9)	36 (16:20)	24 (11:13)	30 (13:17)	44 (25:19)	37 (24:13)	30 (18:12)	20 (11:9)	16 (9:7)	12 (9:3)	273 (151:122)
24/62=38.7%	36/97=37.1%	24/68=35.3%	30/51=58.8%	44/74=59.5%	37/58=63.8%	30/57=52.6%	20/36=55.6%	16/29=55.2%	12/18=66.7%	273/550=49.5%

男女比　対象：297:253 = 1.17:1　本検討：151:122 = 1.23:1

2. 日常生活で介助がいつも必要

該当あり（○）	該当しない（×）	不明（△）	未記載	小計	○／○＋×
137	334	41	38	550	29.1%

16-19	20-24	25-29	30-34	35-39	40-44	45-49	50-54	55-59	60-65	小計
62	97	68	51	74	58	57	36	29	18	550 (297:253)
7 (2:5)	8 (4:4)	12 (7:5)	9 (4:5)	21 (11:10)	18 (14:4)	15 (11:4)	14 (5:9)	21 (12:9)	12 (8:4)	137 (78:59)
7/62= 11.3%	8/97= 8.2%	12/68= 17.6%	9/51= 17.6%	21/74= 28.4%	18/58= 31.0%	15/57= 26.3%	14/36= 38.9%	21/29= 72.4%	12/18= 66.7%	137/550= 24.9%

男女比　対象：297:253 = 1.17:1　　本検討：78:59 = 1.32:1

　介護度の問題ですが，全介護に近い方は，年齢とともに頻度が上がりますが，35歳から全般的に3割程度になり，55歳になると7割前後になります．この，35歳，55歳という年齢はある意味転換期になる年齢なのかも知れません．なぜ，そうなるのか，生物学的な変化があるのか否かも含め，今後検討が必要と思われます．一方，介護度が一部で済んでいる方も一定数いることも確かです．その場合には，30歳が転換期になるように思われます．つまり，介護の立場から言うと，30-35歳で介護度が上がる傾向があり，55歳前後で更に介護度が上がる傾向にあることを認識して，計画を立てておく必要があるのかも知れません．男女差はなさそうです．

3. 掃除や皿洗いすることが難しい

該当あり（○）	該当しない（×）	不明（△）	未記載	小計	○／○＋×
197	252	76	25	550	43.9%

16-19	20-24	25-29	30-34	35-39	40-44	45-49	50-54	55-59	60-65	小計
62	97	68	51	74	58	57	36	29	18	550 (297:253)
6 (4:2)	17 (10:7)	16 (12:4)	16 (11:5)	32 (18:14)	30 (18:12)	25 (16:9)	21 (10:11)	19 (10:9)	15 (9:6)	197 (118:79)
6/62= 9.7%	17/97= 17.5%	16/68= 23.5%	16/51= 31.4%	32/74= 43.2%	30/58= 51.7%	25/57= 43.9%	21/36= 58.3%	19/29= 65.5%	15/18= 83.3%	197/550= 35.8%

男女比　対象：297:253 = 1.17:1　　本検討：118:79 = 1.49:1

これも，1，2と関係するものですが，全体で4割強の方が難しいようです．年齢とともに該当する方の割合が高まりますが，35歳で4割，50歳で6割程度となっています．身体的問題，認知機能の問題，意欲の問題など，どれが中心的問題なのかはこれだけでは明確でないと思われます．

4. ついさっきの物事が思い出せない

該当あり（○）	該当しない（×）	不明（△）	未記載	小計	○/○+×
57	287	174	32	550	16.6%

16-19	20-24	25-29	30-34	35-39	40-44	45-49	50-54	55-59	60-65	小計
62	97	68	51	74	58	57	36	29	18	550 (297:253)
4 (2:2)	3 (0:3)	5 (1:4)	2 (1:1)	4 (2:2)	6 (5:1)	14 (10:4)	7 (3:4)	8 (4:4)	4 (0:4)	57 (28:29)
4/62= 11.3%	3/97= 3.1%	5/68= 7.4%	2/51= 3.9%	4/74= 5.4%	6/58= 10.3%	14/57= 24.6%	7/36= 19.4%	8/29= 27.6%	4/18= 22.2%	57/550= 10.3%

男女比　対象：297:253 = 1.17:1　　本検討：28:29 = 0.97:1

短期記憶に関しては，そんなに損なわれていないような結果でした．年齢的には45歳以上で約2-3割の方が該当します．男女差はさほどないように思われます．ダウン症候群では，アルツハイマー型認知症との関連性が示唆されています．アルツハイマー型認知症の初期症状として，一般的に短期記憶の障害が報告されていますが，ダウン症者では，そうでない可能性があるのかも知れません．

5. 同じ質問を繰り返し尋ねる

該当あり（○）	該当しない（×）	不明（△）	未記載	小計	○/○+×
122	303	96	29	550	28.7%

(3) 自然歴調査　41

16-19	20-24	25-29	30-34	35-39	40-44	45-49	50-54	55-59	60-65	小計
62	97	68	51	74	58	57	36	29	18	550 (297:253)
9 (7:2)	15 (10:5)	9 (6:3)	12 (5:7)	17 (12:5)	9 (5:4)	17 (10:7)	20 (9:11)	11 (6:5)	3 (1:2)	122 (71:51)
9/62=14.5%	15/97=15.5%	9/68=13.2%	12/51=23.5%	17/74=23.0%	9/58=15.5%	17/57=29.8%	20/36=55.6%	11/29=37.9%	3/18=17.7%	122/550=22.1%

男女比　対象：297:253 = 1.17:1　本検討：71:51 = 1.39:1

　この質問は，4と似ているところもありますが，若干，頻度が高くなっています．おそらく，この差異は，精神面での不安と関係しているところもあるのかも知れません．理解はしているものの，しばらく経つと，不安になり，確認をするということを私の診療の際にも数多く経験しています．

6. 自分の過去の重要なことを思い出せない

該当あり（○）	該当しない（×）	不明（△）	未記載	小計	○/○+×
63	218	234	35	550	22.4%

16-19	20-24	25-29	30-34	35-39	40-44	45-49	50-54	55-59	60-65	小計
62	97	68	51	74	58	57	36	29	18	550 (297:253)
1 (0:1)	9 (4:5)	9 (4:5)	5 (1:4)	6 (3:3)	8 (6:2)	9 (8:1)	5 (2:3)	7 (2:5)	4 (0:4)	63 (30:33)
1/62=1.6%	9/97=9.3%	9/68=13.2%	5/51=9.8%	6/74=8.1%	8/58=13.8%	9/57=15.8%	5/36=13.9%	7/29=24.1%	4/18=22.2%	63/550=11.4%

男女比　対象：297:253 = 1.17:1　本検討：30:33 = 0.91:1

　長期記憶に関しても，2割程度で損なわれていますが，非常に多いわけではなさそうです．男女差もなさそうです．

7. 親しい友人や家族の名前を思い出せない

該当あり（○）	該当しない（×）	不明（△）	未記載	小計	○/○+×
43	333	146	28	550	11.4%

16-19	20-24	25-29	30-34	35-39	40-44	45-49	50-54	55-59	60-65	小計
62	97	68	51	74	58	57	36	29	18	550 (297:253)
1 (0:1)	1 (0:1)	5 (4:1)	2 (0:2)	6 (5:1)	6 (3:3)	8 (6:2)	5 (3:2)	5 (4:1)	4 (1:3)	43 (26:17)
1/62= 1.6%	1/97= 1.0%	5/68= 7.4%	2/51= 3.9%	6/74= 8.1%	6/58= 10.3%	8/57= 14.0%	5/36= 13.9%	5/29= 17.2%	4/18= 22.2%	43/550= 7.8%

男女比　対象：297:253 = 1.17:1　　本検討：26:17 = 1.53:1

　これは，記憶全般（長期＋短期）に関わるものと思われますが，これは損なわれる方は多くないようです．男女差もないようです．

8. 自分がどこにいるのか分からない

該当あり（○）	該当しない（×）	不明（△）	未記載	小計	○／○＋×
41	365	117	27	550	10.1%

16-19	20-24	25-29	30-34	35-39	40-44	45-49	50-54	55-59	60-65	小計
62	97	68	51	74	58	57	36	29	18	550 (297:253)
2 (0:2)	3 (1:2)	7 (6:1)	0	6 (3:3)	3 (2:1)	5 (4:1)	4 (1:3)	5 (3:2)	6 (1:5)	41 (21:20)
2/62= 3.2%	3/97= 3.1%	7/68= 10.3%	0/51= 0%	6/74= 8.1%	3/58= 5.2%	5/57= 8.8%	4/36= 11.1%	5/29= 17.2%	6/18= 33.3%	41/550= 7.4%

男女比　対象：297:253 = 1.17:1　　本検討：21:20 = 1.05:1

9. 家庭や施設でトイレに行く道が分からない

該当あり（○）	該当しない（×）	不明（△）	未記載	小計	○／○＋×
26	463	37	24	550	5.3%

16-19	20-24	25-29	30-34	35-39	40-44	45-49	50-54	55-59	60-65	小計
62	97	68	51	74	58	57	36	29	18	550 (297:253)
0	1 (1:0)	3 (2:1)	3 (2:1)	6 (3:3)	0	4 (3:1)	3 (0:3)	4 (4:0)	2 (0:2)	26 (15:11)
0/62= 0%	1/97= 1.0%	3/68= 4.4%	3/51= 5.9%	6/74= 8.1%	0/58= 0%	4/57= 7.0%	3/36= 8.3%	4/29= 13.8%	2/18= 11.1%	26/550= 4.7%

男女比　対象：297:253 = 1.17:1　　本検討：15:11 = 1.36:1

8, 9は認知能力に関係しますが，これらはあまり損なわれないようです．男女差もなさそうです．

10. 注意を集中することが難しい

該当あり（○）	該当しない（×）	不明（△）	未記載	小計	○／○+×
157	252	114	27	550	38.4%

16-19	20-24	25-29	30-34	35-39	40-44	45-49	50-54	55-59	60-65	小計
62	97	68	51	74	58	57	36	29	18	550 (297:253)
7 (3:4)	10 (3:7)	16 (10:6)	13 (6:7)	31 (19:12)	19 (13:6)	23 (17:6)	15 (7:8)	12 (7:5)	11 (5:6)	157 (90:67)
7/62= 11.3%	10/97= 10.3%	16/68= 23.5%	13/51= 25.5%	31/74= 41.9%	19/58= 32.8%	23/57= 40.4%	15/36= 41.7%	12/29= 41.4%	11/18= 61.1%	157/550= 28.5%

男女比　対象：297:253 = 1.17:1　本検討：90:67 = 1.34:1

注意力は，35歳を過ぎると，より散漫になりやすい傾向にあるようです．男女差はなさそうです．

11. 考えにまとまりがない

該当あり（○）	該当しない（×）	不明（△）	未記載	小計	○／○+×
143	196	182	29	550	42.2%

16-19	20-24	25-29	30-34	35-39	40-44	45-49	50-54	55-59	60-65	小計
62	97	68	51	74	58	57	36	29	18	550 (297:253)
8 (3:5)	13 (8:5)	15 (9:6)	9 (5:4)	20 (15:5)	21 (14:7)	24 (13:11)	16 (7:9)	14 (7:7)	3 (1:2)	143 (82:61)
8/62= 12.9%	13/97= 13.4%	15/68= 22.1%	9/51= 17.6%	20/74= 27.0%	21/58= 36.2%	24/57= 42.1%	16/36= 44.4%	14/29= 48.3%	3/18= 16.7%	143/550= 26.0%

男女比　対象：297:253 = 1.17:1　本検討：82:61 = 1.39:1

認知機能に関係すると思われますが，35歳と45歳頃に悪化する傾向があるように見えます．男女差はなさそうです．

12. 説明に従うことが難しい

該当あり（○）	該当しない（×）	不明（△）	未記載	小計	○／○+×
157	246	109	38	550	39.0%

	16-19	20-24	25-29	30-34	35-39	40-44	45-49	50-54	55-59	60-65	小計
	62	97	68	51	74	58	57	36	29	18	550 (297:253)
	9 (3:6)	15 (7:8)	10 (8:2)	12 (4:8)	30 (17:13)	18 (12:6)	20 (11:9)	18 (9:9)	18 (9:9)	7 (3:4)	157 (83:74)
	9/62= 14.5%	15/97= 15.5%	10/68= 14.7%	12/51= 23.5%	30/74= 40.5%	18/58= 31.0%	20/57= 35.1%	18/36= 50.0%	18/29= 62.1%	7/18= 38.9%	157/550= 28.3%

男女比 対象：297:253 = 1.17:1　本検討：83:74 = 1.12:1

　これも認知機能に関係すると思われますが，35歳と50歳頃に悪化する傾向があるように見えます．男女差はなさそうです．

13. 会話が続かない

該当あり（○）	該当しない（×）	不明（△）	未記載	小計	○／○+×
194	213	106	37	550	47.7%

	16-19	20-24	25-29	30-34	35-39	40-44	45-49	50-54	55-59	60-65	小計
	62	97	68	51	74	58	57	36	29	18	550 (297:253)
	13 (6:7)	22 (10:12)	20 (9:11)	15 (9:6)	32 (21:11)	24 (16:8)	23 (9:14)	19 (10:9)	19 (9:10)	7 (3:4)	194 (102:92)
	13/62= 21.0%	22/97= 22.7%	20/68= 29.4%	15/51= 29.4%	32/74= 43.2%	24/58= 41.4%	23/57= 40.4%	19/36= 52.8%	19/29= 65.5%	7/18= 38.9%	194/550= 35.2%

男女比 対象：297:253 = 1.17:1　本検討：102:92 = 1.11:1

　発語機能は，35歳と50歳頃に悪化する傾向があるように見うけられます．男女差はなさそうです．

14. 会話中に正しい言葉が見つからない

該当あり（○）	該当しない（×）	不明（△）	未記載	小計	○／○+×
185	164	160	41	550	53.0%

	16-19	20-24	25-29	30-34	35-39	40-44	45-49	50-54	55-59	60-65	小計
	62	97	68	51	74	58	57	36	29	18	550 (297:253)
	14 (7:7)	20 (12:8)	21 (16:5)	20 (8:12)	31 (21:10)	18 (13:5)	22 (13:9)	16 (7:9)	15 (8:7)	8 (3:5)	185 (108:77)
	14/62= 22.6%	20/97= 20.6%	21/68= 30.9%	20/51= 39.2%	31/74= 41.9%	18/58= 31.0%	22/57= 38.6%	16/36= 44.4%	15/29= 51.7%	8/18= 44.4%	185/550= 33.6%

男女比 対象：297:253 = 1.17:1　本検討：108:77 = 1.40:1

11-14は知能，認知力などに関係すると思われます．支援者は，4-5割のダウン症者に支障を感じています．男女差はなさそうです．

15. あるものを見まちがう

該当あり（○）	該当しない（×）	不明（△）	未記載	小計	○／○+×
54	307	158	31	550	15.0%

	16-19	20-24	25-29	30-34	35-39	40-44	45-49	50-54	55-59	60-65	小計
	62	97	68	51	74	58	57	36	29	18	550 (297:253)
	3 (1:2)	5 (4:1)	2 (2:0)	2 (1:1)	5 (3:2)	9 (4:5)	11 (5:6)	8 (2:6)	5 (4:1)	4 (2:2)	54 (28:26)
	3/62= 4.8%	5/97= 5.2%	2/68= 2.9%	2/51= 3.9%	5/74= 6.8%	9/58= 15.5%	11/57= 19.3%	8/36= 22.2%	5/29= 17.2%	4/18= 22.2%	54/550= 9.8%

男女比 対象：297:253 = 1.17:1　本検討：28:26 = 1.08:1

これも認知力を示しています．50歳を過ぎると心配な状況になるようではありますが，その後の加齢でも変化は大きく気付かれていません．男女差はなさそうです．

16. 衣服の着脱が難しい

該当あり（○）	該当しない（×）	不明（△）	未記載	小計	○／○+×
78	406	37	29	550	16.1%

16-19	20-24	25-29	30-34	35-39	40-44	45-49	50-54	55-59	60-65	小計
62	97	68	51	74	58	57	36	29	18	550 (297:253)
1 (0:1)	3 (2:1)	9 (6:3)	2 (1:1)	13 (5:8)	9 (9:0)	9 (7:2)	14 (5:9)	11 (8:3)	7 (5:2)	78 (48:30)
1/62= 1.6%	3/97= 3.1%	9/68= 13.2%	2/51= 3.9%	13/74= 17.6%	9/58= 15.5%	9/57= 15.8%	14/36= 38.9%	11/29= 37.9%	7/18= 38.9%	78/550= 14.2%

男女比　対象：297:253 = 1.17:1　　本検討：48:30 = 1.60:1

衣服の着脱は，35歳以降に，更に50歳を過ぎると難しくなる方が増加していきます．男性に困難な方が若干多いかもしれません．

17. 感情を表現することが少ない

該当あり（〇）	該当しない（×）	不明（△）	未記載	小計	〇／〇＋×
127	352	41	30	550	26.5%

16-19	20-24	25-29	30-34	35-39	40-44	45-49	50-54	55-59	60-65	小計
62	97	68	51	74	58	57	36	29	18	550 (297:253)
7 (4:3)	11 (5:6)	19 (11:8)	10 (5:5)	19 (12:7)	15 (7:8)	10 (6:4)	13 (5:8)	14 (7:7)	9 (4:5)	127 (66:61)
7/62= 11.3%	11/97= 11.3%	19/68= 27.9%	10/51= 19.6%	19/74= 25.7%	15/58= 25.9%	10/57= 17.5%	13/36= 36.1%	14/29= 48.3%	9/18= 50.0%	127/550= 23.1%

男女比　対象：297:253 = 1.17:1　　本検討：66:61 = 1.08:1

18. 感情が変動しやすい

該当あり（〇）	該当しない（×）	不明（△）	未記載	小計	〇／〇＋×
161	291	69	29	550	35.6%

16-19	20-24	25-29	30-34	35-39	40-44	45-49	50-54	55-59	60-65	小計
62	97	68	51	74	58	57	36	29	18	550 (297:253)
8 (4:4)	16 (8:8)	13 (10:3)	16 (7:9)	22 (14:8)	12 (6:6)	29 (15:14)	21 (13:8)	14 (9:5)	10 (5:5)	161 (91:70)
8/62= 12.9%	16/97= 16.5%	13/68= 19.1%	16/51= 31.4%	22/74= 29.7%	12/58= 20.7%	29/57= 50.9%	21/36= 58.3%	14/29= 48.3%	10/18= 55.6%	161/550= 29.3%

男女比　対象：297:253 = 1.17:1　　本検討：91:70 = 1.28:1

(3) 自然歴調査　47

19. 怒りっぽい

該当あり（○）	該当しない（×）	不明（△）	未記載	小計	○／○＋×
150	316	56	28	550	32.2%

16-19	20-24	25-29	30-34	35-39	40-44	45-49	50-54	55-59	60-65	小計
62	97	68	51	74	58	57	36	29	18	550 (297:253)
10 (5:5)	15 (7:8)	11 (9:2)	15 (8:7)	24 (18:6)	17 (10:7)	23 (15:8)	17 (8:9)	12 (9:3)	6 (3:3)	150 (92:58)
10/62= 16.1%	15/97= 15.5%	11/68= 16.2%	15/51= 29.4%	24/74= 32.4%	17/58= 29.3%	23/57= 40.4%	17/36= 47.2%	12/29= 41.4%	6/18= 33.3%	150/551= 27.3%

男女比　対象：297:253 = 1.17:1　本検討：92:58 = 1.59:1

20. 無気力・無関心

該当あり（○）	該当しない（×）	不明（△）	未記載	小計	○／○＋×
86	355	79	30	550	19.5%

16-19	20-24	25-29	30-34	35-39	40-44	45-49	50-54	55-59	60-65	小計
62	97	68	51	74	58	57	36	29	18	550 (297:253)
4 (1:3)	6 (3:3)	9 (7:2)	7 (5:2)	9 (5:4)	11 (8:3)	11 (9:2)	12 (6:6)	11 (8:3)	6 (4:2)	86 (56:30)
4/62= 6.5%	6/97= 6.2%	9/68= 13.2%	7/51= 13.7%	9/74= 12.2%	11/58= 19.0%	11/57= 19.3%	12/36= 33.3%	11/29= 37.9%	6/18= 33.3%	86/550= 15.6%

男女比　対象：297:253 = 1.17:1　本検討：56:30 = 1.87:1

17-20は精神的な状況を示す質問です．17, 20（陰性症状）と18, 19（陽性症状）はある意味対極を示しますが，そのいずれも一定の頻度で認められます．陽性症状は45-50歳から，陰性症状は50-55歳から増加傾向にあるように見られます．男性に若干多いかも知れません．ダウン症候群の約1/3が怒りっぽいことが分かります．

21. 人前で身体の露出

該当あり（○）	該当しない（×）	不明（△）	未記載	小計	○／○＋×
43	455	27	25	550	8.6%

16-19	20-24	25-29	30-34	35-39	40-44	45-49	50-54	55-59	60-65	小計
62	97	68	51	74	58	57	36	29	18	550 (297:253)
2 (0:2)	4 (2:2)	6 (6:0)	6 (2:4)	8 (4:4)	3 (2:1)	6 (4:2)	4 (0:4)	3 (3:0)	1 (0:1)	43 (23:20)
2/62= 3.2%	4/97= 4.1%	6/68= 8.8%	6/51= 11.8%	8/74= 10.8%	3/58= 5.2%	6/57= 10.5%	4/36= 11.1%	3/29= 10.7%	1/18= 5.6%	43/550= 7.8%

男女比 対象：297:253 = 1.17:1　本検討：23:20 = 1.15:1

　人前で服を脱いでしまうことは，外来でも良く聞くことがあります．約8%に認められますが，30歳以上に多く見られます．男女差はないようです．

22. 落ち着きがない

該当あり（○）	該当しない（×）	不明（△）	未記載	小計	○／○+×
58	426	39	27	550	12.0%

16-19	20-24	25-29	30-34	35-39	40-44	45-49	50-54	55-59	60-65	小計
62	97	68	51	74	58	57	36	29	18	550 (297:253)
2 (2:0)	5 (2:3)	3 (3:0)	7 (4:3)	7 (6:1)	6 (4:2)	8 (6:2)	10 (3:7)	7 (4:3)	3 (0:3)	58 (34:24)
2/62= 3.2%	5/97= 5.2%	3/68= 4.4%	7/51= 13.7%	7/74= 9.5%	6/58= 10.3%	8/57= 14.0%	10/36= 27.8%	7/29= 24.1%	3/18= 16.7%	58/550= 10.5%

男女比 対象：297:253 = 1.17:1　本検討：34:24 = 1.42:1

　多動傾向を示す方は多くはないですが1割程度おられることが分かります．

23. 夜尿が多い

該当あり（○）	該当しない（×）	不明（△）	未記載	小計	○／○+×
24	451	47	28	550	5.1%

(3) 自然歴調査　49

16-19	20-24	25-29	30-34	35-39	40-44	45-49	50-54	55-59	60-65	小計
62	97	68	51	74	58	57	36	29	18	550 (297:253)
1 (1:0)	1 (0:1)	0	2 (0:2)	2 (1:1)	1 (1:0)	2 (2:0)	1 (0:1)	8 (8:0)	6 (4:2)	24 (17:7)
1/62= 1.6%	1/97= 1.0%	0/68= 0%	2/51= 3.9%	2/74= 2.7%	1/58= 1.7%	2/57= 3.5%	1/36= 2.8%	8/29= 27.6%	6/18= 33.3%	24/550= 4.4%

男女比　対象：297:253 = 1.17:1　本検討：17:7 = 2.43:1

24. 尿・便失禁を繰り返す

該当あり（○）	該当しない（×）	不明（△）	未記載	小計	○／○＋×
51	439	28	32	550	10.4%

16-19	20-24	25-29	30-34	35-39	40-44	45-49	50-54	55-59	60-65	小計
62	97	68	51	74	58	57	36	29	18	550 (297:253)
3 (1:2)	4 (3:1)	4 (2:2)	3 (0:3)	6 (1:5)	9 (5:4)	7 (7:0)	5 (3:2)	5 (4:1)	5 (3:2)	51 (29:22)
3/62= 4.8%	4/97= 4.1%	4/68= 5.9%	3/51= 5.9%	6/74= 8.1%	9/58= 15.5%	7/57= 12.3%	5/36= 13.9%	5/29= 17.9%	5/18= 27.8%	51/550= 9.3%

男女比　対象：297:253 = 1.17:1　本検討：29:22 = 1.32:1

　23，24は排泄の問題についてですが，夜だけの失禁（夜尿）は少なく，約1割に日中も含めの尿・便失禁があります．残尿は年齢とともに増えることは知られていますが，40歳を超えると増加します．男女差は明確でないようです．

25. 不眠（寝つきが悪い，夜中に起きる）

該当あり（○）	該当しない（×）	不明（△）	未記載	小計	○／○＋×
89	383	55	23	550	18.9%

16-19	20-24	25-29	30-34	35-39	40-44	45-49	50-54	55-59	60-65	小計
62	97	68	51	74	58	57	36	29	18	550 (297:253)
6 (1:5)	9 (4:5)	6 (5:1)	11 (4:7)	11 (6:5)	7 (5:2)	13 (9:4)	10 (3:7)	11 (7:4)	5 (2:3)	89 (46:43)
6/62= 9.7%	9/97= 9.3%	6/68= 8.8%	11/51= 21.6%	11/74= 14.9%	7/58= 12.1%	13/57= 22.8%	10/36= 27.8%	11/29= 37.9%	5/18= 27.8%	89/550= 16.2%

男女比　対象：297:253 = 1.17:1　本検討：46:43 = 1.07:1

26. 過眠（朝起きない，昼寝が多い）

該当あり（○）	該当しない（×）	不明（△）	未記載	小計	○／○＋×
64	416	40	30	550	13.3%

16-19	20-24	25-29	30-34	35-39	40-44	45-49	50-54	55-59	60-65	小計
62	97	68	51	74	58	57	36	29	18	550 (297:253)
6 (2:4)	9 (4:5)	6 (4:2)	9 (4:5)	7 (7:0)	6 (3:3)	7 (4:3)	6 (5:1)	4 (3:1)	4 (3:1)	64 (39:25)
6/62= 9.7%	9/97= 9.3%	6/68= 8.8%	9/51= 17.6%	7/74= 9.5%	6/58= 10.3%	7/57= 12.3%	6/36= 16.7%	4/29= 13.8%	4/18= 22.2%	64/550= 11.6%

男女比　対象：297:253 = 1.17:1　　本検討：39:25 = 1.56:1

25, 26の睡眠の問題は不眠も過眠もあり，睡眠の質の問題が示唆されます．介護の方の意見では1-2割のダウン症者に問題があるということになっていますが，睡眠時無呼吸症候群がダウン症者に多いということが取りざたされているので，今後，認識が高まると，もしかしたらこの数字は変化が出てくるかもしれません．

27. 内にこもりがち

該当あり（○）	該当しない（×）	不明（△）	未記載	小計	○／○＋×
143	317	61	29	550	31.1%

16-19	20-24	25-29	30-34	35-39	40-44	45-49	50-54	55-59	60-65	小計
62	97	68	51	74	58	57	36	29	18	550 (297:253)
11 (6:5)	10 (5:5)	15 (9:6)	19 (11:8)	23 (13:10)	19 (11:8)	19 (15:4)	14 (6:8)	5 (2:3)	8 (4:4)	143 (82:61)
11/62= 17.7%	10/97= 10.3%	15/68= 22.1%	19/51= 37.3%	23/74= 31.1%	19/58= 32.8%	19/57= 33.3%	14/36= 38.9%	5/29= 17.2%	8/18= 44.4%	143/550= 26.0%

男女比　対象：297:253 = 1.17:1　　本検討：82:61 = 1.34:1

28. 情緒的に不安定（よく叫ぶ）

該当あり（○）	該当しない（×）	不明（△）	未記載	小計	○／○＋×
84	402	34	30	550	17.3%

(3) 自然歴調査　51

16-19	20-24	25-29	30-34	35-39	40-44	45-49	50-54	55-59	60-65	小計
62	97	68	51	74	58	57	36	29	18	550 (297:253)
1 (0:1)	12 (4:8)	5 (4:1)	12 (6:6)	18 (13:5)	6 (3:3)	9 (7:2)	10 (2:8)	8 (3:5)	3 (2:1)	84 (44:40)
1/62= 1.6%	12/97= 12.4%	5/68= 7.4%	12/51= 23.5%	18/74= 24.3%	6/58= 10.3%	9/57= 15.8%	10/36= 27.8%	8/29= 27.6%	3/18= 16.7%	84/550= 15.3%

男女比　対象：297:253 = 1.17:1　本検討：44:40 = 1.10:1

　27, 28は全般的な情緒の状況ですが，内向的な方が外向的な問題を示す方と比べて若干多いようです．

29. あまり食べなくなった

該当あり（〇）	該当しない（×）	不明（△）	未記載	小計	〇／〇＋×
35	469	16	30	550	6.9%

16-19	20-24	25-29	30-34	35-39	40-44	45-49	50-54	55-59	60-65	小計
62	97	68	51	74	58	57	36	29	18	550 (297:253)
2 (0:2)	4 (2:2)	4 (3:1)	3 (1:2)	5 (2:3)	2 (1:1)	2 (2:0)	6 (4:2)	4 (4:0)	3 (2:1)	35 (21:14)
2/62= 3.2%	4/97= 4.1%	4/68= 5.9%	3/51= 5.9%	5/74= 6.8%	2/58= 3.4%	2/57= 3.5%	6/36= 16.7%	4/29= 13.8%	3/18= 16.7%	35/550= 6.4%

男女比　対象：297:253 = 1.17:1　本検討：21:14 = 1.50:1

　29．の食事量が減る方は50歳まではあまり年齢に関係なく一定頻度います．これまで，危機的に食べられなくなった複数の方を経験しています．

30. 食べ過ぎ

該当あり（〇）	該当しない（×）	不明（△）	未記載	小計	〇／〇＋×
122	357	38	33	550	25.5%

16-19	20-24	25-29	30-34	35-39	40-44	45-49	50-54	55-59	60-65	小計
62	97	68	51	74	58	57	36	29	18	550 (297:253)
17 (8:9)	25 (13:12)	17 (9:8)	13 (5:8)	29 (20:9)	8 (5:3)	7 (6:1)	1 (0:1)	3 (2:1)	2 (2:0)	122 (70:52)
17/62= 27.4%	25/97= 25.8%	17/68= 25.0%	13/51= 25.5%	29/74= 39.2%	8/58= 13.8%	7/57= 12.3%	1/36= 2.8%	3/29= 10.3%	2/18= 11.1%	122/550= 22.2%

男女比 対象：297:253 = 1.17:1　本検討：70:52 = 1.35:1

　ダウン症者は肥満のある方も多いですが，40歳を過ぎると食事が少なくなる傾向にあるようです．

31. 空想的（妄想的）な言動をとる（もう１人いるよう）

該当あり（○）	該当しない（×）	不明（△）	未記載	小計	○／○＋×
122	331	72	25	550	26.9%

16-19	20-24	25-29	30-34	35-39	40-44	45-49	50-54	55-59	60-65	小計
62	97	68	51	74	58	57	36	29	18	550 (297:253)
20 (10:10)	23 (6:17)	11 (7:4)	13 (6:7)	13 (8:5)	10 (8:2)	15 (8:7)	6 (2:4)	7 (3:4)	4 (0:4)	122 (58:64)
20/62= 32.3%	23/97= 23.7%	11/68= 16.2%	13/51= 25.5%	13/74= 17.6%	10/58= 17.2%	15/57= 26.3%	6/36= 16.7%	7/29= 24.1%	4/18= 22.2%	122/550= 22.2%

男女比 対象：297:253 = 1.17:1　本検討：58:64 = 0.91:1

　ダウン症者では妄想がある方が約8割にあるとの別報告があります．二人の自分（多くは，好ましい言動をする自分と，したくない自分）の葛藤のことが多いとされていますが，今回の結果は，予測より少なく妄想がより目立つ言動を示す方と思われます．女性に若干多いように思われます．

32. ないものをみたり聞いたりする

該当あり（○）	該当しない（×）	不明（△）	未記載	小計	○／○＋×
45	376	101	28	550	10.7%

(3) 自然歴調査　53

16-19	20-24	25-29	30-34	35-39	40-44	45-49	50-54	55-59	60-65	小計
62	97	68	51	74	58	57	36	29	18	550 (297:253)
2 (1:1)	6 (2:4)	4 (4:0)	5 (2:3)	6 (2:4)	3 (2:1)	8 (6:2)	3 (0:3)	5 (3:2)	3 (1:2)	45 (23:22)
2/62= 3.2%	6/97= 6.2%	4/68= 5.9%	5/51= 9.8%	6/74= 8.1%	3/58= 5.2%	8/57= 14.0%	3/36= 8.3%	5/29= 17.2%	3/18= 16.7%	45/550= 8.2%

男女比　対象：297:253 = 1.17:1　本検討：23:22 = 1.05:1

　幻覚を示す方が約1割いて，55歳を過ぎると多くなることが分かります．認知症との関係があるのかもしれません．

33. 意味不明の行動（精神的混乱がありそう）

該当あり（○）	該当しない（×）	不明（△）	未記載	小計	○/○+×
52	414	57	27	550	11.2%

16-19	20-24	25-29	30-34	35-39	40-44	45-49	50-54	55-59	60-65	小計
62	97	68	51	74	58	57	36	29	18	550 (297:253)
1 (0:1)	5 (2:3)	5 (3:2)	7 (4:3)	7 (6:1)	2 (2:0)	8 (7:1)	10 (4:6)	6 (2:4)	1 (1:0)	52 (31:21)
1/62= 1.6%	5/97= 5.2%	5/68= 7.4%	7/51= 13.7%	7/74= 9.5%	2/58= 3.4%	8/57= 14.0%	10/36= 27.8%	6/29= 20.7%	1/18= 5.6%	52/550= 9.5%

男女比　対象：297:253 = 1.17:1　本検討：31:21 = 1.48:1

　精神的混乱も50歳を過ぎると増加しますが，32.と同様に認知症が関係するのかもしれません．

34. 何かにつけて不安がありそう

該当あり（○）	該当しない（×）	不明（△）	未記載	小計	○/○+×
66	336	107	41	550	16.4%

	16-19	20-24	25-29	30-34	35-39	40-44	45-49	50-54	55-59	60-65	小計
	62	97	68	51	74	58	57	36	29	18	550 (297:253)
	2 (0:2)	7 (4:3)	9 (6:3)	8 (4:4)	7 (3:4)	2 (1:1)	8 (5:3)	8 (3:5)	6 (5:1)	9 (6:3)	66 (37:29)
	2/62= 3.2%	7/97= 7.2%	9/68= 13.2%	8/51= 15.7%	7/74= 9.5%	2/58= 3.4%	8/57= 14.0%	8/36= 22.2%	6/29= 20.7%	9/18= 50.0%	66/550= 12.0%

男女比　対象：297:253 = 1.17:1　本検討：37:29 = 1.28:1

不安神経症も1-2割でみられるようです．男女差はなさそうです．

35. 爪噛み，指しゃぶり，歯ぎしりが多い

該当あり（〇）	該当しない（×）	不明（△）	未記載	小計	〇／〇＋×
123	376	28	23	550	24.6%

	16-19	20-24	25-29	30-34	35-39	40-44	45-49	50-54	55-59	60-65	小計
	62	97	68	51	74	58	57	36	29	18	550 (297:253)
	24 (13:11)	27 (11:16)	15 (10:5)	12 (5:7)	21 (16:5)	7 (3:4)	6 (2:4)	6 (4:2)	2 (0:2)	3 (1:2)	123 (65:58)
	24/62= 38.7%	27/97= 27.8%	15/68= 22.1%	12/51= 23.5%	21/74= 28.4%	7/58= 12.1%	6/57= 10.5%	6/36= 16.7%	2/29= 6.9%	3/18= 16.7%	123/550= 22.4%

男女比　対象：297:253 = 1.17:1　本検討：65:58 = 1.12:1

　指しゃぶりや爪噛みなどは幼少時期から認められることが多いですが，成人になっても1/4はそのまま残っている現状があります．

36. 吃音（どもり）が多い

該当あり（〇）	該当しない（×）	不明（△）	未記載	小計	〇／〇＋×
87	353	74	36	550	19.8%

16-19	20-24	25-29	30-34	35-39	40-44	45-49	50-54	55-59	60-65	小計
62	97	68	51	74	58	57	36	29	18	550 (297:253)
8 (5:3)	18 (7:11)	10 (4:6)	5 (3:2)	17 (14:3)	10 (6:4)	7 (4:3)	8 (4:4)	3 (2:1)	1 (0:1)	87 (49:38)
8/62= 12.9%	18/97= 18.6%	10/68= 14.7%	5/51= 9.8%	17/74= 23.0%	10/58= 17.2%	7/57= 12.3%	8/36= 22.2%	3/29= 10.3%	1/18= 5.6%	87/550= 15.8%

男女比 対象：297:253 = 1.17:1　　本検討：49:38 = 1.29:1

　吃音は約20％に認められます．言う言葉が決まっている場面（例えば，カラオケで歌を歌うなど）では，吃音がないことがほとんどであることから，フリーハンドで話をするのに不安を持つ方が多いのかもしれません．

(4) 人生ノート（あしあと）作成

　バンビの会であしあと（人生ノート）を作成したのは平成30年です．前述のように平成20年4月から当センター「遺伝性疾患総合発達外来」をはじめ，数多くの成人の方の診療にあたるようになりました．それまでは，小児科医として働いておりましたので，成人後のことは成書や医学雑誌で漠然と知るだけで，福祉書類を過不足なく作成する工夫や，グループホーム・ケアホームでの生活上の問題点などほぼ何も知らないと言っても良い状況でした．障害基礎年金や特別障害者手当などはその方の生活に直結するものですし，グループホーム，施設や就労施設でのスタッフと本人とのより良い関係性を構築する考え方や工夫，成人になった際の医療との関わり方など，実に様々な問題があることを痛感させられることも多くありました．障害基礎年金一つにしても，家族は学校や先輩の方々から，何となく大変ということを聞いているものの，具体的に何が大変でどんな準備が必要かを知る由もないものと思われます．更に，生活の場が自宅（親元）から，家族以外の方に委ねる際に家族の思いが伝わらないもどかしさもお聞きする機会がありました．医療では，大人になった我が子に際し，その子の気持ちが優先される自己決定権の尊重が親の希望より優先される現実を目の当たりにして，医療にかかるハードルの高さなど小児期とかなり異なる状況を家族を介して知ることが多くなりました．多くの診療科にまたがればまたがるほど，様々な局面で本人の拒否が強くなればなるほど，医療の傘に入りづらいことも分かってきました．医療にしても福祉にしても，家族がこれまで経験してきた我が子への接し方，我が子の特性を我が子に関係する方々に知ってもらえば，家族の思いと家族以外の方がその方の対応に苦慮する軋轢が緩和されるのではと思うようになってきました．多くの家族は「親亡き後が心配」と言われます．おそらく，親の思いが，他の人にきちんと伝わらないで我が子が不利益を被らないか，不幸な状況にならないかが心配なのではと思うようになりました．更には，震災のこともあります．震災にあい，これまで我が子のことをよく知ってくれていた主治医などが診療にあたることが難しくなった場合，合併症が複数ある際にはなおさら状況を整理しておくことが必

要と考えられます．これらのことがあり，このノートを見ると，診療歴，福祉状況などが分かるとともに，拒否やパニックなど予期せぬ精神状況になった際にどうすればその不適応行動を落ち着かせることができるのかについて親から家族以外の関わる方へのアドバイス，更には親が判断などできなくなった際に我が子の命に係わる健康問題が出てきた場合にどうしてほしいかの親の思い（リビング・ウィル，アドバンス・ディレクティブ）が書けるものができると良いと感じ，このノートを作成しました．

　この冊子の「はじめに」で以下のように書いています．

　本冊子は，愛する我が子が成人になった際の障害基礎年金など福祉的手続きがスムーズにいくための診療歴を含めた成育歴を整理できるように，また，グループホームや施設などに居住環境を移行し親元から離れる時期になった際に，これまでの経過や生活状況などを担当者に知ってもらい，幸せな生活ができることを目的としています．これを手にする方々のお子様の年齢層は様々かも知れません．まだ，年齢が若いお子様の場合には現在のことでかなり大変で将来と言われてもピンとこない方もいるかも知れません．そのため，少し，人生全体のことを概説させていただきます．生まれてしばらくの間は，お子様が生まれた意義を考えたり，現在のお子様の健康状況への対策などご両親にとっても心身の安定に心がける必要がある時期と思います．お子様によっては，命のせめぎ合いを余儀なくされる方もおられるでしょう．この時期は医療関係者との連携が重要になることが多いと思います．その後，療育，就園，就学と進んでいきます．進路をどうしていくかを教育委員会との話し合い等で決定していきます．児童デイサービスや放課後等デイサービスなどは各種福祉手当や手帳申請などで福祉とのつながりが強くなってくると思います．高校（高等部）卒業後は，その後の生活設計を考えていくことになります．18歳の時の障害程度区分申請，20歳の障害基礎年金申請はその後の生活を考える上で重要と思います．障害基礎年金申請の時には生まれてから20歳になるまでの診療歴をとりまとめる必要があります．病院に外来カルテが保存されるのは，最低5年間とされているため5年以上診療を受けていない病院でのカルテは破棄されている可能性もあります．中心的にかかっていた病院名，診療期間，診療内容などを控えておく必要があります．その後は，その方の住まいをグループや施設など自宅以外に移ることの検討をせざるを得ない時期が来ると思います．両親の健康状況にも変化が起こってくるかも知れません．そのような時に，親の思い

を含めての様々な状況を残しておくことは重要と思います．また，我が子の歩みを残しておくことで今後のことをよりスムーズに考えていくことができるかもしれません．長くとりまとめて使用していただく目的で特記事項を幅広く書ける空間を設けております．小学校に上がる前，教育機関を修了する時期，グループホームや施設入所など親元から離れる時期などに記載しておくと良いでしょう．是非ご活用いただけましたら幸いです．工夫してより良い1冊にしていただくことを願っております．

目次は以下のようになっています．

はじめに	1
天国の特別な子ども	2
記載方法	3
プロフィール，支える家族・仲間	4
生まれた時のこと	5
発達歴，教育歴，学校を卒業後の仕事先・施設名等	6
療育歴・習い事・福祉サービス，診療歴	7
入院歴	15
補助医療の有無，予防接種歴	19
最新の福祉手続き，成年後見人制度	21
現在の日常生活の状況 一日のおおよその流れ	22
現在の日常生活の状況 一週間のおおよその流れ	23
現在の日常生活の状況 危険なこと	24
現在の日常生活の状況 性格，移動，着替え	27
現在の日常生活の状況 食事，排泄・生理	28
現在の日常生活の状況 入浴，睡眠	29
現在の日常生活の状況 外出，日常の体勢	30
現在の日常生活の状況 コミュニケーション	31
現在の日常生活の状況 対人関係，好きなこと	32
現在の日常生活の状況 嫌いなこと，学習面・日常生活能力の向上に向けて	33
リビング・ウィル，アドバンス・ディレクティブ	34
震災など突発的なことが起きたときのための日頃の備え	36
おわりに	38

(4) 人生ノート（あしあと）作成　　59

　バンビの会で,「ダウン症候群のある方の人生ノート」と「ハンディをおわれた方の人生ノート」の2つを取り揃えて販売しています（バンビの会ホームページからご確認ください）．是非，ご活用いただけますと幸いです．実際に利用されている方の意見としては，家族内（例えば両親やきょうだい）での情報共有に有益であったなどあります．

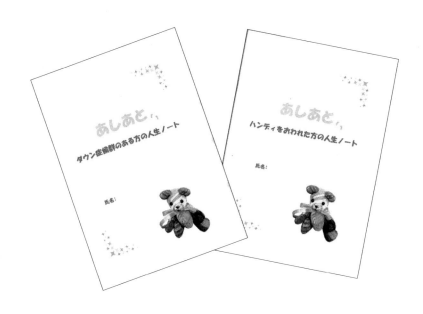

(5) パスカルグループの設立

　前述したように，ダウン症候群など染色体起因疾患のある方の中で，本人が穏やかで，地域社会や医療とのつながりを持てる方は，福祉サポートが整っていれば，いろいろな問題はあるにしても健やかな生活を送れるものと思われます．ところが，もともと，またはある時期に急に，精神的健康が損なわれ強度行動障害を起こし，家族にとって，常時緊張を強いられることがあります．具体的には，他者と協調して活動することが難しく，学校，職場などに全く行けない，それを無理強いすると，パニックになり，自傷・他害に及んでしまう，採血や画像検査などの医療への拒否が非常に強く病院にも受診できにくい，衝動的に破壊行動を起こしてしまう，表情が非常に険しく日々の生活に楽しみを感じているように思えない，食事を全くとらなくなり体重減少が高度で体力減少・筋力低下に併せて動作が非常に緩慢になってしまう，全く睡眠が保てないなどの状況です．私の外来にもこのような方やそのご家族がお出でになるのですが，ものすごく深刻です．そうなってしまうと，相談できる医療機関や福祉関係とのつながりもできにくいと思います．有難いことに，私自身がそのような方々を支援しているということを少しは知られるようになったせいか，現状では，私の外来に相談に来られる方が少なからずいらっしゃいます．この方々は，それこそ，場所，受診時間を選ばず，なるべく早くとご希望されることが多く，九州のみならず九州以外の方もお出でになります．ということは，そのような深刻度が非常に強い方を支援するシステムが各地域で非常に脆弱なのではないかと思ってしまいます．ダウン症候群を持っている方の多くは，精神面での健康さは私共以上に持たれていると思われますが，その方々をより地域社会の中で生活しやすいように支援するところは多く存在すると思います．同じダウン症者であっても，状況が変わると一気に明日の生活をどうするかをほとんど家族だけで考えることを強いられる状況に変化します．このような深刻な場合は，スタンダードな治療法が明確でないので，家族から話を聞き，薬物療法を含めた様々な方法を家族と一緒に考え，うまくいけばそれを継続し，うまくいかなければ別の方法を検討するということを繰り返しています．家族会で

も，このような方は少数であり，その困り度が多くの会員にとっての興味のあるテーマと異なるため，会から外れていく場合も多いように思われます．このような方々こそ，困っていることや思いを声に出せる場，専門的に支援する場があると良いと思い，Closed Group for PAcing the Safe and CAlm Life（安全で穏やかな生活を送るための非公開グループ；PASCAL グループ）を設立し，2023年9月より活動しています．

　先ず，思ったのは，その方々が普通に困り度を話せる環境を整えるために，非公開で行うことを考えました．

　そのように，深刻度が強い方々のみが入るところですので，家族は，「このような状況は，自分たちだけではないのだ」と思えるでしょうし，話し合いを通じてより良い方向に向かう活力が得やすいのではと思っています．

　医療の専門家としては，この本の共同執筆者であり，多くのこのような方々を精神神経科の立場で診療にあたっている今村明先生（現　長崎大学生命医科学域 保健学系 作業療法学分野）と私の二人，それに長年発達症群の方，ご家族を臨床心理士・公認心理士の立場で支援している細野康文先生（長崎純心大学人文学部地域包括支援学科），福祉の立場から熊謙次朗先生（佐賀第2たちばな学園）の4名です．これも，必要最小限の方が，話をされやすいのではということから，本当にこの分野に造詣が深い先生にお願いしました．それに，事務的なことをバンビの会の方（山口幸子様，川口靖子様，冨永眞理子様）にお願いしています．具体的には，2か月に1度，インターネットを介して2時間程度の話し合いを行います．進行役を私がさせていただき，各ご家族に現状や困っていることをお聞きして，それについて専門家の意見を聞き，それを踏まえて2か月生活されるということを繰り返します．内容をバンビの会で整理し文章化して，関係者にお渡ししています．更に年に2回（6か月に1度），PASCAL グループの会報誌を作成しています（この会報誌もプライバシー保護の観点から今のところ非公開にしています）．

　現在1年経ちますが，実際に行ってみて，少しずつかもしれませんが，より良い，前向きな方向に向かわれている印象があります．

　このようなセーフティー・ネットが各地域でできれば，より安心して生活が送りやすくなるのではないかと期待しています．是非，各地区でご検討されてみてはと思います．

(6) ダウン症家族は何を医療に求めているのかのアンケート調査

　ダウン症候群に関しても，iPS 細胞などを用いての研究，ダウン症候群モデルマウスを用いての研究，臨床的な研究，社会福祉的な研究などいろいろな分野で進歩がみられる時代になっています．ダウン症者・家族においても国内外の様々な情報を手軽に手に入れることができ，国内外の共感できるような方と交流ができるようにもなっています．このような状況ですので，実際に家族は何を期待しているのかについては，関わるものは知るべきと思い，バンビの会（染色体障害児・者を支える会）の会員にアンケート調査を 2014 年 10 月に行いました．ベースとして，バンビの会の方は，ほぼ長崎県在住で，長崎で企画している様々な勉強会にも参加されることが多く，これまで私を含め医師がほとんど会長を務めていることもあり，医療に関しての造詣が深い方が多いと思います．調査対象として 170 名のバンビの会会員にアンケート用紙を送付し，自由意思（回答された方は本検討に同意したとみなす）で無記名での回答を 44.7% の 76 名（ダウン症児・者 70 名，それ以外の染色体起因疾患の方 2 名，不明（無記載）4 名）にいただきました．

　「あなたは現在の医療に満足しているか？」という質問に関しては，とても満足 5.5%，まずまず満足 67.1%，あまり満足していない 27.4%，全く満足していない 0%　という結果でした．

　「現在の医療にどんな問題があるか？」という質問に関しては，話を聞いてもらえない 14.3%，親身でない 9.3%，各科の連携が悪い 24.0%，最新の情報が乏しい 16.0%，トータル診療が不備 58.7%　となっていました．トータル医療が不備と考えられている方が多いことが分かります．最近の医療では，どうしても専門性が優先されると思います．以前，専門性を担う医療とコーディネートを担う医療について考えたことがあります．
　コーディネートについての意見のばらつきが医療者の中でも大きいように感

じます.「話を聞いて専門領域に繋ぐ」ことをコーディネートと考えているかたが一定数います.そうすると,患者・家族は複数の領域の専門家だけとのつながりになりますが,それぞれの内容を消化し,整理し,まとめていくのは患者・家族のみになります.「もう紹介したから,自分の仕事は終了」「専門領域以外はよくわからないから(または他の領域に口をはさむのは僭越だから)家族が頑張ってください」という感じを,医療関係者から感じることは少なくないかも知れません.それぞれの専門家の意見を家族とともに集約し,全人的に検討する分野の方があるとよいと思いますが,カバーする領域があまりにも膨大であるためか,労力を使う割に評価が低い世情があるせいか,ここが非常に脆弱ではないかと感じることもあります.この辺りが,患者・家族が思っている医療に関しての問題点とつながりがあるのかも知れません.

Q1. 医療への満足度			
とても満足	まずまず満足	あまり満足していない	全く満足していない
5.5 %	67.1 %	27.4 %	0 %
Q2. 医療への問題点			
話を聞いてもらえない			14.3 %
親身でない			9.3 %
各科の連携が悪い			24.0 %
最新の情報が乏しい			16.0 %
トータル診療が不備			58.7%

「今後どのような医療を期待するか?」という問題に関して,6つの選択肢をもうけ,強いて重要と思えるものから1-6の番号を振っていただきました.選択肢は,(1)退行様症状のように急に問題が起こった場合の対応,(2)精神的諸問題の対策,(3)今の医療が連携を含めより充実すること,(4)知的能力の向上,(5)根本的に染色体異常を治す研究,(6)出生前診断の進歩 の6つを設定しました.回答される方はダウン症候群を中心にした患者・家族であるので,(5)(6)については優先度が低くなることは想定していました(一般の方で同じアンケートをしたら,結果は変わるのではないかと思います).結果は,(1) 2.00, (2) 2.71, (3) 2.73, (4) 3.54, (5) 4.46, (6) 5.36 という順でした.この順は,知的程度(重度VS 中等度・軽度),年齢(成年 VS 未成年)にかかわらず変わりませんでした.多くの我が国のダウン症児・者の

ご家族は，(1) 退行様症状のように急に問題が起こった場合の対応，(2) 精神的諸問題の対策，(3) 今の医療が連携を含めより充実すること　を望まれていました．ダウン症者・家族と関係を持つ医療者はこのことも認識すべきなのかも知れません．

Q3. ダウン症家族は医療に何を期待しているか？		
大切と思う順位	点数	内容
1.	2.00	急激退行様症状のように急に問題が起こった場合の対応
2.	2.71	精神的諸問題の対策
3.	2.73	今の医療をより充実させること
4.	3.54	知的能力向上
5.	4.46	根本的に染色体異常を治す研究
6.	5.36	出生前診断の進歩

　上記6項目で，大切なものから1-6の番号を振っていただき，その平均値を点数としています．数値が低い方が大切と思われているということになります．

（7）言語，嚥下，リハビリテーションのアンケート調査

　DS 児・者は，多様な合併症を持ちますが．日々の診療をしていて嚥下の問題，発語の問題があるように感じています．また，リハビリテーションは様々な発達向上の対応を進めることになりますが，リハビリテーションを行う理学療法士（PT），作業療法士（OT），言語聴覚士（ST）のマンパワー的な問題なのかリハビリテーション施設のキャパシティーの問題なのか家族の継続の希望があってもある時期で終了となっているという話を聞きます．そのため，当センターに来院されている，またはバンビの会の DS 児・者の状況を調べることにしました．詳細につきましては，日本小児科学会雑誌に掲載されています（濱口陽，近藤達郎．ダウン症児・者の言語，嚥下・口腔機能，言語聴覚療法に関する現状調査．日本小児科学会雑誌 128(5)，729-735，2024）が，その概要を説明します．

　DS 児・者の年齢層は，老化の程度や合併症が考慮され，0〜18歳を小児期，19〜39歳を成人期，40歳以降を老年期と分けられるとの報告があります．本研究では，DS 児・者の言語，嚥下・口腔機能，及び ST の実施状況の詳細を明らかにするためのアンケート調査を18歳以下の小児61名と19歳以上の成人43名に分けて解析を行いました．

　聴力に関しては，9割余りの方が日常生活に支障がない程度でした．もともと DS 児では，軽度なものを含めると30％以上に難聴があると報告されているため，本結果からは，迅速で適切な耳鼻科治療が実施されているのかも知れません．発語状況では，「自宅・外出先で一切発語しない」が3.8％で，「自宅のみ発語する」と「外出先のみで発語する」が各1.0％でした．中には，全く話さなく，字を書いてコミュニケーションをとろうとする方もいます．語彙力に関する評価では，「単語程度」が9.6％，「二語文程度」が8.7％，「三語文程度」が12.5％，そして「三語文以上」が26.9％でした．自己表出が困難な場合には，支援者が自分の経験などで最も良い支援を考えざるを得ず，それが本人の気持ちとの乖離を生じ，精神状況の悪化に関係する可能性があります．そ

のため，このようなDS児・者はコミュニケーションの立場から他の者と比べてより手厚い配慮が必要と考えられます．DS児・者は，成人期も語彙力が少なく，STを継続する必要があるのではと思われます．発語の質に関する評価では，嗄声が気になる点を指摘した対象者は全体の1.0%，吃音について気になると感じると答えたのは26.9%でした．DSのある方は，ハスキーな状況の方が多いのではと感じていますが，一般集団の中にもおられ，どちらかというと個性ととらえ，家族としてもあまり気にしていない方が多いのかも知れません．その一方，吃音が気になる方は多いです．前述の自然歴のアンケート調査では中学卒業以上のダウン症者で約2割でしたので20数パーセントが気になる程度の吃音があるという結果です．実際の診療でお聞きすると，カラオケなどで歌う時には，吃音はほぼないとのことです．話す内容を自分で考え，それを口で伝える時に，緊張によるものか特に話し始めの時に吃音が強くなる傾向があるように感じます．本研究の結果は，小児期の吃音の有病率が以前の報告よりも低率でしたが，成人期の有病率も小児期と変わりません．やはり，成人期でもSTを継続する必要があると考えられます．

　嚥下・口腔機能に関して，約8割が現在の嚥下や口腔機能に問題を認識していると回答し，成人になってもその問題は継続しています．具体的には，食事で丸呑みが多い，時折食物を誤嚥するということが多いようです．ダウン症者の死因として誤嚥性肺炎が多いため，嚥下機能に関しても，小児期から継続しての何らかの対策は必要と思われます．

　言語聴覚療法（ST）について，開始時の年齢は0歳から4歳が多く，終了時の年齢で多かったのは，予想通り6歳でした．STを以前受けていた際の利用頻度については，多い順から「月に1回」，「月に2回」，「月に4回」となっていました．本来なら，専門的なST実践が，生涯を通して継続できるようなシステム作りが課題と考えられます．我が国の言語聴覚士の多くが加入していると考えられる日本言語聴覚士協会には，令和4年の会員数が21,000人余りで17,700人程度が従業しているようです．都道府県によってその数はばらつきが強いものの，日本理学療法士協会会員数（136,000人余り）や作業療法士協会会員数（64,000人余り）と比べてその数は非常に少ないです．更に近年，神経発達症群を持つ児の増加（文部科学省の2022年の試算で小学生10.4%，中学生5.6%，高校生2.2%）でSTのニーズが高まり，リハビリテーションを行う専門家のマンパワー不足に陥っており，ある程度，制限基準を設けざるを得

ない状況があると思われます．その上に家族のライフスタイルの多様化が絡み，リハビリテーションセンターに日程を決めて定期的に通うことの難しさがあるのかも知れません．今後の，更なる検討と対策が重要と思われます．

(8)「パタカラプラス」検討

「パタカラプラス」を始めようと思ったきっかけは，かなり前のことなので定かではないのですが，ダウン症児・者及び家族の診療の際に，移動運動，手の動きなどの巧緻性，コミュニケーションなど日常生活能力を高める目的の「リハビリテーション」が年齢などを理由に終了となっている現状及びその状況を家族は必ずしも納得されていないことを知ったことだったと思います．経緯のところで詳しく述べますが，当時，口腔機能の共同研究を行っていた神奈川歯科大学の李先生，小松先生に談話を通してそのきっかけを作っていただいたことは大きな出来事でした．その後，医療の分野しか知らない私が，実に様々な専門家の方々とお会いし，同じ理念でチームとして一緒に活動できていることに深い感慨を持っています．更に，現在も，間違いなく進歩していることが有難いです．

本研究は「パタカラ体操」から検討を始めています．「パタカラ体操」という言葉をインターネットで検索すると非常に多くヒットします．口腔機能訓練の1つであるパタカラ体操の効果は，小児では(1)発音がハッキリする，(2)噛む力，飲み込む力が鍛えられる，(3)口呼吸が鼻呼吸になり，口中の乾燥を防ぐ，老齢者では(1)咀嚼(噛む)，嚥下(飲み込む)機能が維持，向上する，(2)唾液の分泌が促進される(ドライマウスの防止)，(3)いびきや歯ぎしりが改善される，(4)発音がはっきりし，口が動きやすくなる，(5)入れ歯が安定する，(6)口呼吸から鼻呼吸になり，口臭が改善される，(7)小顔効果や顔のたるみなどのアンチエイジングに良い，などと様々なことが言われています．口腔ケアを中心に様々な歯科関係のガイドラインなどに出てくるなど一般に周知されているものの，その出典や医学的な根拠についての論文はいくつかあるのみで多くないようです．これは，日常生活上，パタカラ体操以外でもいろいろな行動などが入り込むため，その評価を独立的に客観的に確認することが難しいということがあるのかも知れません．

私が勤務している，みさかえの園総合発達医療福祉センターむつみの家には数多くの遺伝性疾患をお持ちの方がお出でになっています(前述)．ダウン症

候群のある方については約500名（0歳-60歳代：未成年者約250名，成人約250名）の方の診療，療育にあたっており，知的障害も関係してか発語や嚥下の問題などで苦慮していることが少なくないことを経験しています．更に，日常生活上の動きについても筋力低下や不器用さなどからスムーズでない方が多い印象があります．そのため，口腔内機能改善のパタカラ体操に，日常生活能力向上を目指した全身体操を加えたもので，遊び感覚で継続できるものを制作し，ダウン症候群を中心にしたハンディを負った方々の能力向上につながるか否かを明確にすることを目的に検討を開始しました．

「パタカラプラス」と言う名前

　本企画は「パタカラ体操」から始まっています．パタカラ体操は口腔機能訓練ですが，折角なのでパタカラ体操に，何らかの運動機能改善を目指しての体操（ダンス）を加え，今の時代のＩＴ機能を駆使して自動評価できるようなトータルシステムの確立を考えています．当初は，「パタカラ・トレーニング・ミュージック」などいろいろと候補に名が挙がったのですが，最終的に「パタカラ」にいろいろな付加価値をつけるということで「パタカラプラス」に落ち着きました．

「パタカラプラス」の最終目標

　多くのハンディを負われている方々は，療育センターやリハビリテーションセンターでリハビリテーションをされていると思います．小さいお子様のリハビリテーションは，独立歩行（少しでも早く歩けるように），発語（少しでも早くコミュニケーションがとれるように），日常生活上の様々な動作（食事を箸やスプーンなどを使って食べたり，ファスナー開閉やボタンかけが上手にできるようになど）や社会性を育てるなど発達を促すことを目的としています．しかし，そのニーズの高さから，リハビリテーションをご希望通りに受けることができる方は多くないのではと危惧します．

　「パタカラプラス」の最終目標は，自宅などで自由な時間に家族で楽しみながら歌って踊ることで，日常生活上の様々な機能を高める一助になることにおいています．継続することで，ある時にその変化を実感されると期待している

のですが，それをより客観的に簡便に評価できればよりモチベーションも上がると思います．人工知能（AI）で自動採点するシステムを作り，それをスマートフォンなどで利用できるようになればとの思いで，疾患特性を配慮した評価法を開発することも目指しています．

これまでの経緯（私自身の感想なども含め書かせていただきます）

2017年12月6日：ダウン症候群の研究会などで存じ上げていた神奈川歯科大学 李昌一先生，小松知子先生にダウン症候群の口腔ケアのことでご相談したことから始まる．

その後，定期的に長崎県内でダウン症候群のある方の口腔内ケアと唾液活性酸素の調査を行っていただいている．その時に，ダウン症者への「パタカラ体操」は多分意義深いのだけど，ダウン症者は歌やダンスが好きなのでそれを利用したものが何かできると良いのではとのご提案をいただいていた．その間，舌運動訓練である「ペコパンダ」も利用していただき，この訓練でダウン症児・者の舌圧の向上に「ペコパンダ」の効果が確認された．

2020年1月14日：長崎県の中学校音楽教師でブラスバンドの顧問もしていると同時に，作曲も手掛けられている松本公義先生に，「パタカラ」音楽を作成することをご快諾いただいた．実際に，「パタカラプラス」はこの段階から始まったと言っても過言ではない．

せっかく作るのだったら，楽しく，しかもトレーニングになるものが良いと思い，当センターリハビリテーション科に相談．言語聴覚士（ST）の先生方には何か参考になる言葉を，作業療法士（OT）にはダンスで日常生活能力改善につながりそうな動作を検討していただいた．この時に，ダンスについては バンビの会バンビーズにお願いし，振付はバンビーズを長年ご指導いただいている山口邦子先生にお願いしたいと思っていた．

みさかえの園総合発達医療福祉センターむつみの家に来院されるダウン症者・ご家族にこの企画の話をすると，非常に多くの方に賛同と早く利用したい旨の話を伺った．当センターでST，OTの方々の支援

をいただくことから当施設長（福田雅文先生）にも協力を依頼し，承諾をいただいた．

1月18日：バンビの会役員会の時に，山口先生に同席していただき，バンビの会役員に趣旨説明を行い，本企画を承認していただき，山口先生には振付の同意をいただく．その際に，長崎県高島に移住し，音楽活動を展開しているRainbow Musicに歌をお願いするのが良いのではないかとの意見があった．そこでRainbow Musicへの打診を進めることで承認された．

1月27日：Rainbow Musicの方々に内諾いただいた．その旨を，作詞・作曲していただく松本先生に説明した．

2月2日：長崎ハートセンターで山口先生，Rainbow Musicの方とバンビの会　川口さん，冨永さんと面談．趣旨説明後，Rainbow Musicの皆様に歌を歌っていただくことにご快諾をいただいた．

　その後，経緯を神奈川歯科大学　李先生，小松先生にご連絡．その時に，評価が必要との意見も出た．折角の試みなのでなるべくきちんとした評価が必要であるが，自宅で行い，ダウン症児・家族に負担が少ないスマートフォンなどでの動画撮影のみで評価が可能というものが良いのではと考え始め，この件で，コンピュータに詳しい長崎大学医学部原研遺伝の三嶋博之先生と相談を開始した．

2月14日：長崎大学医学部原研遺伝内で三嶋先生と話し合い．この分野に詳しい日本大学文理学部情報科学科の北原鉄朗先生にご相談するのが良いのではとの結論になった．

2月18日：松本公義先生より，作詞（案）が出来上がったとの報告あり．関係する方（みさかえの園むつみの家言語聴覚士）で再度検討を行った．

2月25日：様々な検討をもとに最終的な作詞である「パンダのたからもの」を松本公義先生に作成いただいた．

2月28日：北原鉄朗先生より，ご協力いただける旨のお話をいただいた．

2月29日：松本公義先生より作曲ができたとのご連絡をいただいた．

3月14日：コンテンツグループ（松本公義先生，山口邦子先生，Rainbow Music，バンビの会より，川口靖子様，冨永眞理子様）で14時より長崎ハートセンター内で第1回目の会合を行った．その後

も，継続的に行っている．

4月11日：Rainbow Music の尽力で，「パンダのたからもの」伴奏及び歌が完成した．

4月26日：山口先生の尽力で準備体操，座ってできるバージョン，立って行うゆっくり目バージョン，立って行う速いバージョンの3つの振り付けが出来上がった．

4月28日：みさかえの園総合発達医療福祉センターむつみの家での倫理審査委員会で本検討が承認された．長崎大学保健学科の森藤香奈子先生にも入っていただくことになった．

5月1日：評価について，日本大学の北原先生，神奈川歯科大学の李先生，小松先生，長崎大学原研遺伝の三嶋先生とテレビ会議を行う（第1回会合）．ここで評価グループが出来上がった．評価グループの話し合いは，原則月に1度，会合を現在まで続けている．

5月10日：「パタカラプラス」チャンネルが YouTube にアップされた．「パンダのたからもの」の歌掲載．

6月19日：「パタカラプラス」チャンネルに「パンダのたからもの」動画4種類（バージョン1-4）が同時にアップされた．

8月29日：高島（長崎県）で，松本先生，山口先生，Rainbow Music，バンビの会で業務委託契約を NANAIRO PRODUCTION と提携した．今後について話し合い．

2021年4月2日：言語聴覚療法の専門家として，北海道医療大学の小林健史先生が評価グループに加入．

9月15日：ウエブアプリの件で日本大学の尾上洋介先生が評価グループに加入．

2022年3月26日：「パタカラプラス」コンテンツグループ，評価グループが一堂に会しての話し合いを長崎市伊王島で行った．

3月27日：LIVE での「パタカラプラス」発表会を長崎大学医学部原研内で開催した．

2023年9月：長崎県立佐世保支援学校北松分校で，「パタカラプラス」を6

か月間継続して，実施していただくことにした（2023年9月-2024年2月）．
10月17日：動作の自動評価でお茶の水女子大学の土田修平先生が加入．
10月27日：動作の自動評価でお茶の水女子大学の水村（久埜）真由美先生が加入．

2024年2月15日：長崎県立佐世保支援学校北松分校で，「パタカラプラス」6か月使用に関し，口腔評価について教員と話を持った．
2月16日：第36回日本ダウン症療育研究会（長崎）のセクションで「パタカラプラス」を発表した．
3月2日：土田先生，水村先生，三嶋先生とバンビーズ（バンビの会のダンスサークル）の練習を見学し，家族との話し合いを持った．
3月29日：精神科の立場から長崎大学の今村明先生が加入．
6月21日：日本精神神経学会で指定発言という形で「パタカラプラス」の概要を発表．

「パタカラプラス」の現在の状況と今後の方針

1)「パタカラプラス」コンテンツグループとその実際の評価と広がり

　「パタカラプラス」オリジナルのダンス及び曲3つと口腔体操を含めたDVDが作られたことで，差し当たりのものはできていると思います．内容はかなり意義があるものと考えます．まだ，使用されている状況が限られていて，多くの方がご存じないと思います．広く知っていただくことを，検討する必要があると思っています．そのためには，実際に使用していただくことが良いし，その成果に対する意見をお聞きして，微調整ができればと思っています．一つの方法として，特別教育支援学校などで利用していただくという方法があります．パイロット的に，令和5年2学期から3学期にかけて支援学校小学部で使用していただきました．具体的には，朝と夕方の2度，DVDの中のコンテンツから2つ選んで，それを一つずつ試していただくことをしてもらいました．各児童に配布されているiPadにこのDVDを入れて，それを利用していただきました．

　使用して良かった点としては以下の結果でした．

- パンダのキャラクターに親しみを感じ，楽しんで取り組む児童が多かった．
- かわいらしいパンダが歌を歌っていることから，児童も食いつきがよかった．
- 体操は模倣ができる子でも少し速くて難しい印象だったが，初級であれば繰り返すうちにできる動きも増えたように感じる．
- タップでダンスはみんな好きで覚えて歌う子もいた．手拍子で音の数を確認できるのもいいと思った．
- 曲に合わせて楽しく舌の運動や発音の練習をすることができてよかった．
- 1パートが短いので取り組みやすかった．
- 毎日少しずつ取り組んだが，ダンスも口の体操もどれも子供たちは活動を楽しみにしていた．
- DVDを見せながら教師が支援することで，上下左右の舌の動かし方が少し上手になった．
- キャッチーなリズムで覚えやすく，児童にとっても楽しみながら活動することができた．
- タップでダンスは子どもたちに好評で，音節を手拍子で表しながら歌うことが上達した．楽しみながら学習に取り組めた．
- 「タップでダンス」「パンダのたからもの」「かたたたきのうた」「パタカラ体操」は，どれもリズムや歌詞が親しみやすく，楽しく取り組むことができた．映像も好きだった．
- 言葉をリズムで表現することで，音節を意識して発音することができた．音楽（音楽づくり）で，言葉を音で表現する単元があり，その時に「パンダのたからもの」でのリズム打ちを生かすことができた．

このように実際に使用していただけると，その良さを感じていただけるのではと期待しています．更に，臨床的にその効果を解析できる方法を検討していきたく思っています．

2)「パタカラプラス」評価グループとその実際の評価と広がり

　日本大学文理学部の北原先生による人工知能を用いての音声評価についての単音の明瞭度評価は，尾上先生によるウェブ・アプリ作成で，すでに使用できるようになっています．これは履歴が残り，その効果を時系列で確認できるようになっています．今後は，文字を読むなどで，文章としてのその明瞭性を確

認できるものを作成していく予定です．

　動作についての評価は，まだ現在のウェブ・アプリには反映されていません．昨年，新たな専門家に本プロジェクトに加入いただき，現在，ダウン症候群の運動面での疾患特性を調べている最中です．今後，どのような運動が日常生活能力向上に関係するのかを考えつつ，評価法を検討していきます．

「パタカラプラス」の今後の方向性

　日常生活を送る上でご不安をお持ちの方々に，実際に個別リハビリなどをすることが難しい場合などにご利用いただき，ご自身の現状把握とともに，歌って踊ることで何らかの効果を実感していただき，より良い人生を進める一助になることを目標にしています．そのために，コンテンツの更なる充実を図っていく予定です．評価に関しては自動で行うことで，本当に専門的な個別リハビリを進める必要がある方においてはそれをご検討いただく機会になると思っています．更に，今後は，老化やフレイルがご心配の方やこれから言葉などを覚えていく乳幼児にもご利用いただければと願っています．

「パタカラプラス」を支える主要メンバー（令和6年5月現在）

　企画・立案・調整など
　　○近藤達郎（みさかえの園総合発達医療福祉センターむつみの家　診療部）
　　○三嶋博之（原爆後障害医療研究所 ゲノム機能解析部門　人類遺伝学研究分野）
　　○川口靖子，冨永眞理子　（バンビの会（染色体障害児・者を支える会））

　コンテンツ作成グループ
　　○作詞・作曲：　松本公義
　　○振り付け：　山口邦子
　　○編曲・演奏・歌：　Rainbow Music
　　○イラスト：　Sickle One (NANAIRO PRODUCTION)
　　○映像制作：　NANAIRO PRODUCTION
　　○助言：　みさかえの園総合発達医療福祉センターむつみの家　リハビリテー

　　　　ション科

評価グループ　（所属は令和6年5月現在）
　○北原鉄朗　（日本大学 文理学部 情報科学科）
　○尾上洋介　（日本大学 文理学部 情報科学科）
　○李　昌一　（神奈川歯科大学歯学部健康科学講座災害歯科学分野）
　○小松知子　（神奈川歯科大学全身管理歯科学講座障害者歯科学分野）
　○小林健史　（北海道医療大学リハビリテーション科学部　言語聴覚療法
　　　　　　　学科）
　○土田修平　（お茶の水女子大学文理融合AI・データサイエンスセンター）
　○水村（久埜）真由美　（お茶の水女子大学基幹研究院 人文科学系）
　○今村　明　（長崎大学生命医科学域　保健学系作業療法学分野）

パタカラプラスで紹介している曲

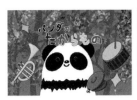 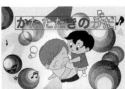 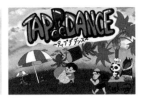

Sickle One（NANAIRO PRODUCTION）作製

(9) 血球系の検討

　みさかえの園総合発達医療福祉センターでは，健康診断の一環として，採血を行っています．診療上，採血をすることは当然と思われる方が多いと思いますが，現実的に本人が成人であっても採血の怖さなどから拒否が強くなり，採血が難しいということも非常によく経験します．このような場合には，多くは採血ができず，診断も制限され，通常の診療に強い支障が出てくることがあります．私どものところでは，どなたも通常の診療を普通にすることを心掛け，ここでできないとどこでも難しいとの思いで家族も一緒に力を合わせて何とか検査をすることを心掛けています．このようなことがあり，おそらく，ダウン症者の採血の状況は国内有数ではないかと思っています．採血結果では，白血球数が少ない，赤血球の大きさ（MCV）が大きいなどの傾向があるのではと何となく思っていました．どうしても気になり，熊本大学の大里元美先生にご相談することで，ダウン症候群の血球系の傾向をはっきりとすることができ，Gene という雑誌に掲載することができました（Hamaguchi Y, Kondoh T et al. Leukopenia, macrocytosis, and thrombocytopenia occur in young adults with Down syndrome. Gene 835(2022) 146663：白血球減少症，大赤血球症，血小板減少症はダウン症候群若年成人に起こる）．

　内容を要約すると以下のようになります．

　21-34歳の51名のダウン症者と60名の対照成人から採血した血液データの多変量及び単変量解析を行った結果，ダウン症候群をもつ若年成人では骨髄性白血球減少症，赤血球の平均細胞体積（MCV）の高値を特徴とする大赤血球症のリスクが著しく高い，血小板減少症を示した．これらは加齢とともにより顕著になる．

	コントロール (n=60)	DS (n=51)	有意差
平均年齢（歳）	28.3	27	
性別（男性（%））	19(31)	27(52)	
白血球数（x10^3/μl）	6.6 (標準偏差:1.4)	5.3 (1.6)	あり
骨髄球数（x10^3/μl）	4.3 (1.2)	3.2 (1.1)	あり
リンパ球数（x10^3/μl）	2.1 (0.5)	2.0 (1.0)	なし
骨髄球数/リンパ球数	2.0 (0.8)	1.9 (1.1)	なし
赤血球数（x10^6/μl）	4.5 (範囲 4.2-4.8)	4.5 (4.2-4.9)	なし
ヘモグロビン（g/dl）	14 (13-15)	15 (13-16)	あり
ヘマトクリット（%）	40 (38-43)	44 (41-47)	あり
赤血球平均細胞体積(MCV)(fl)	89 (87-92)	97 (92-98)	あり
血小板（x10^3/μl）	250 (230-300)	230 (210-270)	あり

Hamaguchi et al（2022）を改変

　ダウン症者の血球系の加齢による変化は，白血球数，骨髄球数，血小板数は減少傾向，MCVは増加傾向にあることも分かってきました．

これまでの報告も含めてダウン症児・者の血球系の動きは以下の様になります．

年齢層	新生児期		乳児期	小児期
年齢	0-1 週	0-1 週	0-1 歳	2-6 歳
報告者	Henry et al, 2007	Martinez-Macias et al. 2017	Kivivouri et al, 1996	Roizen and Amarose, 1993
調査国	米国	メキシコ	フィンランド	米国
調査数				
コントロール	0	226	0	18
ダウン症候群	158	135	25	18
白血球数	記載なし	白血球増多	正常	減少傾向
骨髄球数 /	好中球増多(80%)	正常	正常	記載なし
赤血球数 / ヘモグロビン / ヘマトクリット	多血症(33%)	多血症(23.2%)	正常	ヘマトクリット高値
MCV	正常	高い	大赤血球症 (9-12か月で12-44%)	大赤血球症 (66%)
血小板	血小板減少(66%)	血小板減少(61.5%)	血小板減少 (80%)	記載なし

年齢層	成人期		
年齢	2-15歳	21-34歳	24-60歳
報告者	David et al, 1996	Hamaguchi et al, 2022	McLean et al, 2009
調査国	イタリア	日本	アイルランド
調査数			
コントロール	63	60	0
ダウン症候群	50	51	9
白血球数	減少傾向	白血球減少症（21.6%）	白血球減少症（66.7%）
骨髄球数	正常	減少傾向	好中球減少症（22.2%）
赤血球数/			赤血球増多症（22.2%）
ヘモグロビン/	ヘモグロビン高値	ヘモグロビン高値	
ヘマトクリット	ヘマトクリット高値	ヘマトクリット高値	
MCV	拡大傾向	大赤血球症（17.6%）	大赤血球症（77.7%）
血小板	正常	減少傾向	血小板減少（11.1%）

Hamaguchi et al（2022）を改変

　このように，ダウン症児・者の血球系の状況は，コントロールと比べて異なる傾向にあります．先日も検査結果にかかれている白血球数が少ない（基準値より低い）ということを心配になられ，来院された方がいました．成人ダウン症者では，低めの傾向があることをお伝えし，特に臨床症状がなかったことより，そのまま様子をみられるようにお伝えしました．しかし，この血球系の特徴によって人生にわたって，不利益なことが起こらないのかは今度の検討を待たれると思います．

（10）塩酸ドネペジル（アリセプト）検討

　塩酸ドネペジル（商品名：アリセプト）との付き合いは，平成13年にさかのぼります．それから，23年経ちます．この辺りから，私自身，成人ダウン症者との関わりとともに，実に様々なことを教わりましたし，現在に至っています．その当時から，整理して，私が理解していることを順序だてて述べさせていただきます．

アリセプトと出会った平成13年（2001年）7月10日以前

　平成12年4月から，バンビの会（染色体障害児・者を支える会）会長を拝命しました．この頃には，先人のご努力のおかげで，DS児のリハビリテーションを含む療育や教育もある程度レールが敷かれているように感じていました．医療も小児科を中心に介入ができている状況でしたし，長崎大学病院での遺伝カウンセリング室が，平成12年4月24日に開設し，遺伝カウンセリングが本格的に始まり，私自身も遺伝医療の新たな局面を迎える時期でした．その当時は，純粋に小児科領域（学校位まで）しか考えることができませんでした．ただ，その当時から，ダウン症候群とアルツハイマー病との関連や，精神的ストレスなどで非常に体調を崩し，崩したまま経過するダウン症の方がおられることは知っていましたし，そこがDS児・者にとって最後の課題かなと漠然と感じていました．

　特に，バンビの会の会員のお一人が，「私の子どもは中学を卒業してから，全く原因が思いつかない状況で，精神的な問題か自発的なことが全くできなくなってもう20年近くたっています．何が原因だったのか，何か打つ手がないのかが気になっています」とおっしゃられていることが気になっておりました．その当時は，退行様症状，急激退行などの状況も何も知りませんでした．

平成13年7月10日にアリセプトの存在を知る．

　長崎大学病院遺伝カウンセリング室で，勤務を始めて，少しずつ「遺伝カウンセリング」が認識されてきたせいか，平成13年7月10日に長崎県西彼杵郡の地域医師会生涯教育研修会で講演を依頼されました．この時に，平成11年に我が国で始めての「アルツハイマー病」保険適応認可を受けた「アリセプト」の薬剤説明があり，その存在を知りました．上述の様にダウン症候群とアルツハイマー病の関連性は文献上，知っていましたが，「アルツハイマー病」は原則老人の疾患であり，小児科医である私は「アルツハイマー病」のことも名前程度しか知りませんでした．しかし，もしかしたら，この薬剤は，ダウン症候群の方に福音をもたらすかもしれないと直感し，アリセプトの製薬会社2社の担当者に相談を持ちかけました．それと同時に，文献で調べたところ，Lancet（英国の有名な医学雑誌）などにダウン症に対してのアリセプトの有効性が記載されており（平成11年），ダウン症者に意義が強いかもしれないと思い，動き始めました．

ダウン症者へのアリセプト療法の効能

　成人では，アルツハイマー病（AD）に見られる神経病理学的症状が年齢とともに増加することが知られています．さらに30代後半または40代以降は，神経病理学的症状が進行するとともに，AD型認知症の発症または行動学的変化が認められるようになるとされています．DS患者とAD患者の脳内コリン作動性ニューロンは攻撃されやすく，その機能不全が認知症症状につながるとされています．つまり，ダウン症者は加齢とともに脳内コリン作動性の障害が起こりやすく，これはADとつながる可能性を示唆するものでした．

　塩酸ドネペジルは，脳内アセチルコリンエステラーゼ（脳内のアセチルコリンを分解する酵素）阻害剤であり，アセチルコリンの状況を改善するとされています．つまり，塩酸ドネペジル（アリセプト）はADの治療薬というより，脳内アセチルコリンの低下が引き起こす各種症状を改善させるものと考えられます．

実際に動き出すまでの経緯

1) 平成13年（2001年）12月：長崎大学教育学部附属養護学校に本研究の説明と協力を打診（共同研究のスタート）．

　平成13年7月にアリセプトの存在を知り，そこから様々な関連文献を読み，本薬剤はダウン症者の福音になり得る可能性を感じました．長崎大学小児科森内教授にそのことをお伝えし，この件で検討をしてみたいと相談したところ，きちんとした体制で行った方が良いとのご意見をいただきました．問題になるのは，QOLを測る評価法であると思い，長崎大学教育学部附属養護学校（現　長崎大学教育学部特別支援学校）に相談に伺い，本研究の説明を行い，協力をしていただくことの了承を得ました．

2) 平成14年（2002年）1月：長崎大学医学部附属病院薬剤部に本研究の説明と協力依頼．基本方針及び詳細を検討．

　本研究は調剤の必要性もあり，また，薬剤を使用するということで本大学附属病院薬剤部の協力は不可欠と思い，薬剤部に相談に伺い，了承を得ました．

3) 平成14年（2002年）4月：長崎大学医学部倫理委員会にて本検討の承認．

　臨床研究であるため，倫理委員会の承認が必要となることより承認を得ました．

4) 平成14年（2002年）6月11日：スタート．

　ダウン症者家族への説明会を経て，開始しました．その当時は，ダウン症者の日常生活能力を高める目的で塩酸ドネペジル療法を行うこととしました．

実際に開始してからの状況

平成14年から塩酸ドネペジル（アリセプト）療法を始めたのですが，始めた当初，私自身の想定をはるかに超えた効果を示すダウン症者が続出しました．その多くは，家族の期待から少しの変化を鋭敏に感じ取り，これがきっかけで生活環境が非常に良くなったことも関係するのかも知れません．

具体的には，開始5年後で20名のダウン症者で，極めて効果的であった6名（30%），少しは効果的だった10名（50%），どちらともいえない4名（20%）

という結果でした．効果の内容では，言語・コミュニケーション能力としては，コミュニケーションの理解が高まった，自ら話すことが多くなった，言葉が明瞭になった，人の話を聞くことができるようになった，書けなかった文字が書けるようになった　との印象があったようです．その他には，記憶能力が伸びた，注意力も伸びた，感覚が敏感になった，何事に対しても積極的になった，尿の回数が増加した，動作が速くなった，体力がついたなどがありました．

整理すると，表の様になりました．

特に変化が認められた事柄	変化が認められなかった事柄
● 言葉が増えた．はっきりしてきた ● 自ら話しかけたり質問したりすることが出てきた ● 言葉かけで動作ができるようになった ● 喜んだり歌を歌ったりするようになった ● 記憶力が増した ● 表情が豊かになった．明るくなった ● 頑固さがなくなった ● 自発的な行動が出てきた．積極的に他者とも交流するようになった ● 攻撃性が減った．協調性がでてきた ● 周りの雰囲気を読むようになった ● 落ち着きがでてきた．大人になった ● 悪知恵がついてきた．ずるがしこくなった ● 歩行がしっかりした ● 動きに活気があり．病気もしなくなった ● 安定した睡眠がとれるようになった ● 排尿が自立してきた	● 発音の悪さは変わらない ● 自発的な発語は乏しいままの印象 ● 強いこだわりは相変わらず ● 生活面では変化はみられない ● 体力面では変化はみられない ● 動作の速さは変わらない

アリセプト療法を行った34名のDS者に対してのアンケート調査結果（平成22年）

このように服用された全員ではありませんが，効果があったと実感されるご家庭が多く，その中にはもともと元気な方が，急激に体調を崩し，それが継続されていたのが，これまでの状況を一変するくらい，日常生活能力が向上した方も出てきました．また，日常生活状況改善の他，排尿，排便状況の改善も認められました．

その後，様々なことを知るようになりました

　ダウン症候群の日常生活能力を高める可能性を持つ「アリセプト」があることで，ダウン症者・家族にとって福音になりました．ここから，私の医療に関する思いが大きく変化することになりました．これまでは小児科医として遺伝医療を行ってきている状況でしたが，ダウン症のある成人で非常に深刻度の強い方々から相談を受けることになり，その方々の存在を知ることになりました．
　そういった方は，家から出られない，病院駐車場に何とか連れてこられても，病院に入ることができない，採血・画像検査など検査そのものに非常に支障が出て，現実難しいという方々です．精神神経科を含め，どこでも，前向きな話を聞くことができない方々が多く，家族の深刻度も非常に高いものでした．感覚的に，精神的諸問題，向精神薬，アルツハイマー病の勉強が必要だし，なかなか病院に行くことができていないということは，多くの診療科の状況もある程度知って，家族と思いを同じくしてできる限りの診療をした方が良いかなと思うようになりました．小児科そのものが対象は小児ではありますが，いろいろな領域に目をむけるところであり，私自身，遺伝性疾患のある方を対象とした診療をしていた関係上，なおさら，いろいろな診療科の先生方とつながりがある状況でしたので，それは役に立ったと思います．
　できることをできるだけやり，少しでも患者・家族の負担が減ればとの思いを，ご家族も知ってくれているのか，いろいろなことをお話しされ，私も思っていることを比較的自由に話せる環境ができ，そうなると更にいろいろな知識が深まるという感じだったと思います．
　私が検討している内容は，ほぼ全て，ご家族が明確にしてほしいという話がもととなっているため，当然，協力してもらえる環境ができますし，それが続くと多くの研究者と長崎で様々な検討ができる素地ができたと思っています．この過程で実際に私が知ったり，行ったことを列挙します．

1）「急激退行」という言葉を知る
　ある時期から，比較的短期間に日常生活状況が急激に悪化した，というダウン症者の存在を知るようになりました．大きく分けて3つのパターンがあるように感じました．一つは，内向的と思えるような，表情が暗くほとんど笑顔が消失し，会話も発せず，何もしないという，アパシー症状とも言うべき状況で

す．典型的には，衝動性や攻撃性はありません．他には，逆に外向的な問題がより強い DS 者もいます．ジーっとしていて，何かを促すと自傷，他害が強くなるタイプです．最後の一つは，表情的には問題ないのですが，とにかく動きが緩慢な方です．10 m くらいの移動に 10 分程度かかったり，全てのことに非常に時間がかかります．そのころ，精神科医の先生方とも勉強会を行っていて，このような状況について，明確に精神神経科的に診断することが難しいと思えるような状況も分かってきました．

　例えば，論文的に「うつ病」という診断が書かれたりしているのですが，全く，言葉を発せず，コミュニケーションをとれない方に「うつ病」の診断を付けることがほとんど不可能で，こんな状況の方に「抗うつ薬」を処方して改善すると，薬理的な立場からやはり「うつ病」と言ってよかったのかという状況になりえるのではと思います．アルツハイマー病の診断についても，全く言葉を発さない方に認知症の診断を付けるのは不可能と思います．画像でどうかと言っても，状況が強いかたは拒否などあり，頭部 MRI 検査どころか頭部 CT 検査も難しい状況が多いです．タウ蛋白などを髄液検査で測定するなど難しいですし，採血でさえ数人がかりで何とかできるという方も少なくありません．

　つまり，症状が強い方は，ご家族の話のみで何とかしないといけない方が少なくありません．こんな状況について，何か書かれているものがないのかと，いろいろと調べていくうちに，教育者である菅野敦先生が提唱された「急激退行」という状況にたどり着きました．「比較的短期間に，これまでできていたことができなくなった」という症状と理解しておりますが，この言葉も医療の中ではなかなか受け入れられないものであることを知ります．ウィキペディアでは「心理学において退行（たいこう，Regression）とは，精神分析家ジークムント・フロイト（1856-1939）によれば防衛機制のひとつであり，許容できない衝動をより適切な方法で処理するのではなく，自我を一時的または長期的に，発達段階の初期に戻してしまう事である．退行の防衛機制は，精神分析理論においては，個人の性格が，より幼稚な性癖を採用し，発達段階の初期に戻るときに起こる．」とされています．

　つまり，「退行」という言葉が，ダブルスタンダードになってしまいます．精神神経科領域で詳しい先生ならば，当然，「急激退行」という言葉は混乱を生じてしまいます．そのため，現在は長いのですが，「ダウン症候群における社会性に関連する能力の退行様症状」を提唱させていただきました．現時点で

個人的には，「退行様症状」はあくまでも「これまでできていたことができなくなった（しなくなった）」症状であり，これは様々な病因からなるものと思っています．

2) 塩酸ドネペジル療法に対しての発見

退行様症状の原因が心因反応によるものであれば，自然に改善していくこともあるでしょうし，脳内アセチルコリンを高める塩酸ドネペジル（アリセプト）以外の神経伝達物質に作用する向精神薬でより効果を示すものが当然あり得ます．ただ，これも，上述の様に本人が何も言葉を発さないなど診断も難しいことが想定され，治療的診断（これまでの経験で，試してみた向精神薬で効果があれば，その向精神薬の作用機序に起因するものが原因である可能性が高い）をせざるを得ない場合が多いと思います．

その中の一つがアリセプトであり得るということになるのかと思っています．もともと，ダウン症候群の脳内神経伝達物質でアセチルコリン，セロトニン，ノルアドレナリンが低下傾向，ギャバ，グルタミン酸が上昇傾向にあるとされています．アセチルコリンは意欲などに関係するとされていますので，内向的な問題が大きい場合には塩酸ドネペジルが功を奏することが当然あると思います．これにお薬を飲むと良いことがあるというプラセボ効果とも言うべき薬効以外の効果なのか，それによる環境の変化なのか多くの方がアリセプトの効果として実感されていたと思われます．加齢とともにアセチルコリンが低下することがありえるので，補充するという意味合いがあるのか，長年服用すると良い状況を維持することも経験しています．

最も長く服用されている2名の方は平成14年服用時35歳で現在58歳，つまり23年服用をされていて，他の同年齢のダウン症者と比べると非常にお元気にされています．認知症ではなく，退行様症状の改善の一つとしてアリセプトは現在もありえると思います．ただ，アリセプトが万能というわけではないということも分かってきました．アリセプトの使用の仕方も少しずつ変化してきました．平成14年からしばらくの間は，アリセプトが最も良い治療法で，副作用なのか攻撃的な状況が出ることがあれば，量を減量するということで対応する時期がありました．その後，アリセプト投与量を減らすというより，他の向精神薬を併用するのがよいのではということを思い始めました．使用して，比較的使いやすく効果があるものが漢方薬の抑肝散でした．

調べてみると，抑肝散は，脳内セロトニンを上昇，グルタミン酸を低下させる作用があり，ダウン症候群に非常に理にかなっている様に思えました．抑肝散は現在でも良く使用する向精神薬の一つです．その後は，私自身，様々な経験を積むことで，経験的ではありますが，アリセプトを含む良さそうな向精神薬を選んで投与を検討しています．

脳内のアセチルコリンを何とか採血で調べることができないかと検討したこともあります．ダウン症者の脳内アセチルコリンは低下傾向であることは報告されていますし，実際に，ドネペジルが効果的である場合があるというのも事実なので，脳血管関門のこともありますが，採血でアセチルコリン値が低めでアリセプトが効果的ということが分かると診断の材料になりえるのではとの思いから検討を開始しました．当時，血中アセチルコリンを測定することが一般的でなかったので，文献をいろいろと調べ，実施しました．結果は，ダウン症者の血液のアセチルコリンはむしろ高めの傾向を示し，脳内の状況を把握することはできないことが分かりました．

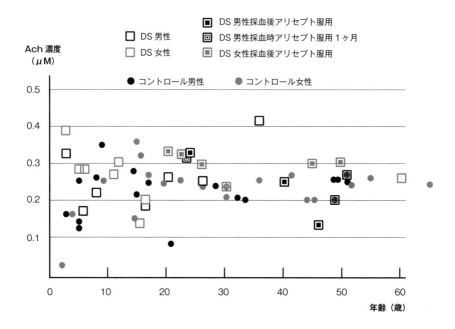

みさかえの園総合発達医療福祉センターむつみの家で行った研究結果（門脇和秀ら．医学検査61(suppl); 209, 2012）

(10) 塩酸ドネペジル（アリセプト）検討

　ダウン症者に塩酸ドネペジル（アリセプト）を服用していただいたはじめに，軟便になるなどの腹部症状が高頻度で出現することが分かってきました．もともと，ダウン症者へのアリセプト療法に関しては副作用が強いとの報告が国外から出ていました．アリセプトは，米国では 5mg/日から10mg/日に増量して，10mg/日は治療量（5mg/日は薬に慣れる量）で，我が国では3mg/日から5mg/日に増量するという米国と比べて投与量が少ないものでした．そのため，もともと少ない量であることから，大丈夫との判断で始めたのですが，重篤なものはないものの予想以上の副作用率でした．その理由を調べるため，アリセプトの血中濃度を測定することにしました．結果は下に示しますが，ダウン症者では血中濃度が高いというものでした．アリセプトは通常の多くの薬と同様，CYP（チトクローム P）3A4とCYP2D6で代謝されることになっているので，他の薬にも同様のことが言える可能性があり，様々な薬剤の投与量については用心が必要かも知れないと思います．少なくとも，アリセプトを服用する際には，3mg/日をベースに考えた方が良いかもしれません．

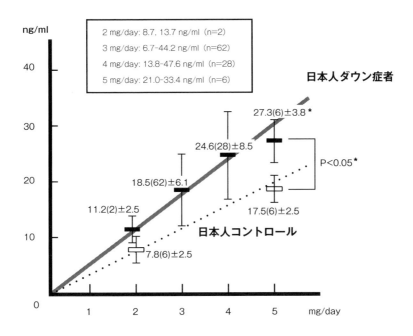

塩酸ドネペジル（アリセプト）の血中濃度（Kondoh T et al. Ann Pharmacother, 39(3): 572-573, 2005. を改編）

ダウン症候群のある方の排尿・排便についてもその改善に塩酸ドネペジル（アリセプト）が効果的であることも途中で分かってきました．当初，ダウン症候群に関して，排尿障害については何も知られていなかったと思います．ダウン症候群で排尿回数が少ない，排尿に時間がかかるなどの意見をダウン症者・家族から聞いていたこともあり，当時長崎大学病院泌尿器科におられた野口満先生（令和6年5月現在，佐賀大学医学部附属病院院長及び佐賀大学副学長）とダウン症児・者の排尿機能について，諸検査を長崎大学病院でしていただきました．3日に分けて，80名前後のダウン症児・者の検査をしていただき，その初日に，ダウン症候群のある方の排尿機能についての問題点が大きいことを指摘していただきました．

　ダウン症者は，排尿回数が少なく，排尿に時間がかかったり，途切れたりすることが少なくありません．このようにダウン症の排尿障害にアリセプトが効果的であることを確認していただいたのも野口先生らと共同で検査を行ったことから始まりました．アリセプトは脳血管関門（BBB）を通過するアセチルコリンエステラーゼ阻害剤ですが，BBBを通過しないアセチルコリンエステラーゼ阻害剤はダウン症者の排尿障害には効果が非常に乏しいようです．つまり，ダウン症候群の排尿障害は脳内の問題であることを示唆していると思います．更に，ダウン症者の排便の問題もアリセプトで緩和されることがあるようです．

　ダウン症候群の排尿と排便の問題は同じメカニズムで問題が生じ，それをアリセプトが改善させる可能性があるということは，脳内のアセチルコリンによる何らかの関与があることを示唆していると思われます．今後，ダウン症候群の排泄状況の解明と，対処法の確立が望まれます．

塩酸ドネペジル（アリセプト）療法の現時点での結論

　ドネペジル療法は，特に内向性の退行様症状に効果があると検討する意義があると思います．また，排尿や排便などの問題が深刻で何らかの医学的配慮が必要であれば，考えるべき療法と思われます．ただ，その他の向精神病薬も考慮が必要な時もありますので，選択肢の1つと考えるべきなのかも知れません．長期投与に関しては大きな問題なく利用できるのではと思います．

（11）ミエリン活性サプリメント（Mガード®）検討

　Mガード®は，ミエリン活性化サプリメントとして，アルツハイマー病（AD）のある方に対して株式会社グロービアから出されたものです．成分としては，温州ミカンの陳皮由来のヘスペリジン，柑橘類のじゃばらから抽出したナリルチン，大豆レシチンを加水分解してえられるα-GPC（グリセロホスホコリン），桂皮となっています．

　ダウン症（DS）者でミエリン形成異常を示唆する知見も最近見られるようになりました．Mガード®はミエリン形成異常に効果があり，最終的にはDS者のQOLの改善につながることが期待され，冨永らは認知機能低下を認めるDS者へミエリン活性サプリメントMガード®を投与して臨床症状，認知機能の改善の可能性を報告しています．（冨永ら：日本早期認知症学会誌14(1), 60-65, 2021）

　これをもととして，黒木良和先生のご提案のもと，グロービア（村瀬仁章社長）の支援を受け，もっと大規模に日常生活能力の向上を目指して成人DS者へのMガード®投与調査を行い，その成果を日本早期認知症学会雑誌に掲載することができました（近藤達郎ら．日本早期認知症学会誌 16(1), 2-11, 2023.）．その内容を概説します．

　今回の検討で，退行様チェックリストとCS-DS（DS者のための認知機能チェックリスト）いずれのチェックリストでも有意差をもって効果を認めました．CS-DSの下位項目である言語機能は，有意な変化が見られませんでしたが，家族の意見には"よく話をするようになった"という記述も多く，話す意欲が向上した可能性があります．CS-DS全62項目の中で言語機能の評価項目数18と少ないこと，今回の変化を測定できる項目では十分でないことが，有意差が確認できなかった要因と考えています．退行様チェックリストの症状得点の変化では，Mガード®服用3か月で症状改善が見られ，その後，効果が持続していました．項目ごとの変化をみると，「興味を示すことが減っている」，「対人関係で反応が乏しい」，「以前出来たことが出来ない」などの実行機能に

関わる内容を主として，全般的に効果を示す傾向がありますが，生理的側面が強い機能（食欲，体重，排尿・排便）には効果が弱い傾向がありました．また，3か月までの効果が大きいことは，Mガード®の脳機能への効果を推測する上で興味深いと思われます．しかし，今回のトライアル期間の6か月では効果を示さず，服用9か月位から効果を顕著に示した症例も存在しました．その一方，興奮傾向を示したり，下痢・軟便などの腹部症状を示した患者も存在しました．文献的には陳皮に含まれるヘスペリジンには腸内環境を改善する効果があるとされています．DS者ではサプリメントであっても効果や副反応が強く出てしまうことがあるのかもしれません．Mガード®は1日4カプセルが基本になっていますが，臨床症状や副反応を注意深く確認し，必要に応じて減量を考慮する必要があるかもしれません．

　Mガード®を使用されたご家族の意見をお聞きすると，その効果については4つに大別できます．(1) 拒否が減った，(2) 笑顔が増えた，(3) 動きがスムーズになった，(4) 言葉数が増えた　と言ったものでした．DS者の中には，日常生活上衝動性や拒否感が強く，リスペリドン，抑肝散やオランザピンなどの向精神薬を服用している人も少なくありません．Mガード®服用で穏やかになり，沈静が強く感じられる患者も出現し，向精神薬を減量することができた患者もおられました．

　Mガード®は，カプセルが主体となっていますが，服用できないDS者が約2割いました．食事や水分の経口摂取は問題なくできていることから，これは嚥下機能が悪いためではなく，意識の問題が大きいと思われます．そのため，脱カプセルをして服用していることが分からない状況を作っているDS者家族もいました．継続使用することにおいて，サプリメントであることについての家族の安心感も強いようです．

　DS者の認知機能，精神状況は，非常にばらつきが大きいです．精神症状も含め合併症も多岐にわたります．今回の結果は，神経細胞に働きかける薬物療法を否定するものではなく，今後のDS者の様々な状況改善にグリア細胞系に主に機能するMガード®が一役を担える可能性を示唆するものです．今後，神経細胞とグリア細胞いずれにも目を向けての検討が必要と考えられます．個々の状況に合わせての診療，フォローアップは必須であるものの，ベースとしてMガード®はDS者のスタンダード・サプリメントになりうるかもしれません．先ずは3か月程度，日常生活能力向上や日常生活上の支障の減少な

どの効果の確認を試してみるのは良いのかもしれません．Mガード®の2年程度の長期投与でも意義深い結果を得ています．(近藤達郎ら，日本早期認知症学会誌17(1), 27，2024.) 今後，長期効果状況，適切な使用量，投与開始時期，他の薬剤との併用の在り方や他の効果などが課題に挙がってくると思われ，更なる検討が必要です．

（12）医療ケア・フォーラムの検討

　平成18年当時，私はバンビの会の会長や長崎大学病院遺伝カウンセリング室の副室長をしていて，各診療科の協力は不可欠であることは実感していました．これは，医療の現場のみに限らず，教育，療育，福祉，行政や地域社会でも同じことが言えます．この様々な部署との連携は，ダウン症候群のある方に限ったものではないと思われますが，全てのハンディを負われた方々を対象にすると，疾患特性が様々である分，ぼやけてしまうことを危惧し，疾患特性が同じダウン症候群を取り上げました．名前は「ダウン症候群トータル医療ケア・フォーラム」にし，取り扱う内容は幅広いものにしようと思いました．医療の連携を考える際に最も手早い方法は，それぞれの診療科の先生に講演していただくことだと思いました．特に，長崎県には医学部のある大学は長崎大学しかないことから，長崎大学の各診療科に適任の先生を推薦いただくことが良いのではと思いました．私自身，長崎大学病院遺伝カウンセリング室に勤務しており，多くの診療科の先生方のご協力を願っていたこと，私が長崎大学小児科の准教授をしていて，森内浩幸小児科教授にこの旨をご相談し，森内教授以下小児科の先生方のご支援を受けることができたこと，バンビの会を介して多くの医療外に周知ができやすかったことなどが重なり，スムーズに年に1度これまで継続することができました．特に，森内教授はじめ長崎大学小児科のご支援は，講演会会場の確保（全18回のうち，長崎大学病院や医学部内で17回開催していただきました）や長崎大学医学部の市民公開講座としての周知など多岐にわたるもので，このご支援がなければ継続していくことができなかったと思います．

　第14回（14年目）から，「ダウン症候群トータル医療ケア・フォーラム」を「染色体に変化を伴う症候群医療ケア・フォーラム（染色体フォーラム）」に名前を変更しました．

　森内教授が令和7年3月にご退官になることと併せて，令和6年度の第18回フォーラムで一旦，終了となります．これまでに，非常に多岐にわたり，テーマを考え，進めてくることができましたこと，本当に感謝申し上げます．

今後，必要があれば，再度，新たな形で行うこともあるかも知れません．

開催日

第1回	平成18年6月18日（日）	第2回	平成19年12月16日（日）
第3回	平成21年1月31日（土）	第4回	平成22年3月7日（日）
第5回	平成23年2月12日（日）	第6回	平成24年12月2日（日）
第7回	平成26年2月2日（日）	第8回	平成27年2月7日（土）
第9回	平成28年2月7日（日）	第10回	平成29年3月26日（日）
第11回	平成30年3月31日（日）	第12回	平成31年1月12日（土）
第13回	令和元年9月29日（日）	第14回	令和3年3月7日（日）
第15回	令和3年11月23日（火・祝）	第16回	令和4年10月23日（日）
第17回	令和5年12月17日（日）	第18回	令和6年12月7日（土）

バンビの会ホームページより

これまでに取り上げた内容（臨床分野）　（番号は何回目に行ったか，その順番を示しています）

眼科疾患と医療的ケア　（長崎大学眼科　1-1-1）
耳鼻咽喉科疾患と医療的ケア　（長崎大学耳鼻咽喉科　1-1-2）
心疾患と医療的ケア　（長崎大学小児科　1-1-3）
膀胱機能障害と医療的ケア　（長崎大学小児科　1-1-4）
性の問題　（長崎大学泌尿器科　1-1-5）
血液・免疫疾患と医療的ケア　（長崎大学小児科　1-1-6）
歯科的支援について　（長崎小児歯科臨床医会　2-1-1）
産婦人科領域の諸問題　（長崎大学産科婦人科　2-1-2）
整形学的諸問題　（長崎県立こども医療福祉センター整形外科　2-1-3）
排尿機能障害とケア　（長崎大学泌尿器科　2-1-4）
幼児期の精神発達について　（長崎市障害福祉センター小児科　3-1-1）
学童期の精神的問題について　（国立病院機構長崎病院小児科　3-1-2）
思春期の精神的問題について　（長崎大学教育学部附属特別支援学校　3-1-3）
精神的問題について　（長崎大学精神神経科　4-1-2）
肥満について―栄養士の立場から―　（みさかえの園むつみの家　管理栄養士　7-1-1）
ダウン症肥満児・者の運動　（みさかえの園むつみの家理学療法士　7-1-2）
肥満について医療的見地から1　（長崎大学小児科　7-1-3）
肥満について医療的見地から2　（長崎大学生活習慣病予防診療部　7-1-3）
自律神経障害について　（長崎大学・脳神経内科　8-1-1）
心臓と自律神経　（長崎大学小児科　8-1-3）
起立性調節障害について　（長崎県立こども医療福祉センター小児科　8-1-4）
女性の性に関する諸問題　（長崎大学産科婦人科　11-1-1）
男性の性に関する諸問題　（佐賀大学泌尿器科　11-1-2）
内分泌代謝疾患　（長崎大学小児科　12-2-1）
留意すべき運動器疾患とその対処法　（みさかえの園むつみの家整形外科　12-3-1）
未成年者ダウン症児の不適応行動とその対策　（みさかえの園むつみの家　13-1-1）
成年ダウン症者の不適応行動とその対策　（みさかえの園むつみの家　13-1-2）
精神的諸問題とその対策（長崎大学精神神経科　13-2-2）
コロナ禍でしなやかに生きる　（長崎大学小児科　15）
ダウン症児・者の言語発達について　（保護者から）　（バンビの会　16-2）
ダウン症児・者の言語や口腔機能，およびSTリハビリに関してのアンケート調査   （みさかえの園むつみの家　16-3）
子どものことばの発達とその支援　（北海道医療大学　16-4）
ダウン症を中心とした睡眠障害の状況　（長崎大学保健学科　17-1）
実際に持続陽圧呼吸療法（CPAP）をされているご家族からの現状　（2名のご家族　17-2）
ダウン症の無呼吸について医療の現場から1　（長崎大学病院睡眠センター　17-3）
ダウン症の無呼吸について医療の現場から2（井上病院　17-4）
CPAPの社会的問題点　（長崎市議会議員　17-5）

これまでに取り上げた内容（研究分野） （番号は何回目に行ったか，その順番を示しています）

告知・説明に関するアンケート結果報告（長崎大学小児科　3-2-1）
起立試験の結果報告（長崎大学小児科　8-1-2）
QOL向上のための塩酸ドネペジル療法 （長崎大学小児科　1-1-7, 2-1-5, みさかえの園むつみの家小児科　5-2-5）
塩酸ドネペジル療法の埼玉県における状況（埼玉小児医療センター遺伝科　5-1-1）
排尿障害への塩酸ドネペジルの効果（佐賀大学泌尿器科・長崎大学泌尿器科　5-1-2）
塩酸ドネペジルを使用している家族側からの現状（アリセプト家族会　5-2-4）
ダウン症児への塩酸ドネペジル使用症例　（長崎大学小児科　5-1-3）
厚生科研難治性疾患克服研究事業「急激退行症（21トリソミーに伴う）の実態調査と診断基準の作成」の立場から（国立成育医療研究センター　5-2-6）
自然歴について（長崎大学保健学科　4-1-1）
最近の研究の紹介（熊本大学国際先端医学研究機構，熊本大学生命資源研究・支援センター，神奈川歯科大学大学院　11-2-1）
認知機能評価尺度（日本語版 CS-DS）の開発に向けて（長崎大学保健学科　13-2-1）
ダウン症候群の iPS 細胞を用いての最先端研究 （大阪大学医学部附属病院・総合周産期母子医療センター　14）

これまでに取り上げた内容（社会福祉，家族，教育分野） （番号は何回目に行ったか，その順番を示しています）

米国のダウン症候群についての現状　（The Jane and Richard Thomas Center for Down syndrome　4-2-1）
ハンディを負った方々が地域社会で幸せに生活するために 　　家族の想い　（バンビの会　6-1-1） 　　特別教育支援校から　（長崎大学教育学部附属特別支援学校　6-1-2） 　　普通高校から（共育コースの紹介）　（長崎玉成高校　6-1-3） 　　施設の立場から　（長崎県知的障がい者福祉協会　6-1-4） 　　法的立場から　（中西・加藤弁護士事務所　6-1-5） 　　行政の立場から　（長崎こども・女性・障害者支援センター　障害者福祉部更生相談課　6-1-1）
家族の負担度アンケート調査　（長崎大学保健学科　9-1-1）
家族の精神的問題を家族会から　（バンビの会　9-1-2）
個々の家族の想い　（フロアから　9-1-3）
家族のメンタル・ヘルス支援 　　遺伝カウンセラーの立場から　（長崎大学保健学科　9-2-1） 　　臨床心理の立場から　（長崎純心大学人文学部人間心理学科　9-2-2） 　　精神科の立場から　（長崎大学精神神経科　9-2-3）
教育について　（長崎大学保健学科　11-1-3）
政策と実践から見る日本とオランダの知的障がい者の労働　（長崎大学多文化社会学部　12-1-1）
障害基礎年金申請時に保護者が感じる困りごとの構造―ダウン症候群のある方の保護者へのインタビュー調査を通して―　（長崎大学保健学科　12-1-2）
あしあと（人生ノート）の作成　（みさかえの園むつみの家小児科　12-1-3）
SNS（ソーシャルネットサービス）の使用について（長崎県メディア安全指導員 18-1-1）

　これまでに取り上げた内容を内容別にして上に示しましたが，非常に多岐にわたることがお判りになると思います．18年前から始めているので，18年前と現在の状況では大きく異なるところも少なくないと思われます．
　しかし，テーマについては，いずれも大切な内容であったのではと思っています．
　このようなことが，長崎でもできたので，皆様のところでも開催可能ではと思います．是非，テーマについては上記をご参考にしていただき，現在の問題点をみんなで話し合う場があれば良いのではと思う次第です．

（13）無呼吸の検討

　私は無呼吸について，これまであまり認識が強くありませんでした．長崎大学保健学科の黒田裕美先生が，ダウン症候群の無呼吸について研究をされていて，私が会長を拝命しているバンビの会（染色体障害児・者を支える会）の会員の皆様に無呼吸の調査をお願いしたいとのお話をいただいてから，診療の現場でも普通に話ができるようになりました．黒田先生が，文部科学省の科学研究費助成を受けている内容をご紹介すると以下のようになります．

　ホームモニタリングによるダウン症児の特異な睡眠体位と睡眠呼吸障害の関連性の検討（研究代表者：黒田裕美．研究期間：2017.4-2021.3）

　【研究成果の概要】質問紙調査と自宅での簡易睡眠検査を用い，ダウン症者の睡眠体位と閉塞性睡眠時無呼吸の実態とその関連を調査した．約3割のダウン症者が「睡眠状態が悪い」と評価され，睡眠評価が悪い群では座臥位や座位など特異な睡眠体位で眠る者が有意に多く，睡眠潜時が有意に長く，呼吸停止や夜間覚醒が有意に多かった．簡易睡眠検査を実施した10代ダウン症者8名全員が呼吸障害指数5以上であり，高頻度に閉塞性睡眠時無呼吸を合併していることが示唆された．無呼吸低呼吸イベント総数のうち約9割が仰臥位で発生しており，睡眠体位を工夫するように啓発することが重要である．
　【研究成果の学術的意義や社会的意義】ダウン症者の特異な睡眠体位は閉塞性睡眠時無呼吸に対する防御的な姿勢であると考えられているが，詳細な原因は分かっていない．本研究は，特異な睡眠体位と閉塞性睡眠時無呼吸の関連を解明するための一助となると考える．ダウン症児の多くは知的障害を持つことから，彼らの健康管理は保護者などの他者に頼らざるを得ない．ダウン症者の特異な睡眠体位や閉塞性睡眠時無呼吸の実態やこれらの関連を示すことは，閉塞性睡眠時無呼吸の早期発見と早期治療に繋がると考える．本研究の結果はダウン症者とその保護者に睡眠に関する適切な情報を提供し，ダウン症者のQOLの向上や保護者の不安の軽減に繋がると考える．

ダウン症者における在宅での簡易検査を用いた睡眠呼吸障害の評価と睡眠支援の構築（研究代表者：黒田裕美．研究期間：2021.4-2025.3）

【研究開始時の研究の概要】ダウン症者の健康問題の一つに睡眠障害がある．ダウン症者の睡眠障害を支援するため，閉塞性睡眠時無呼吸と睡眠習慣・行動による睡眠障害を早期に判別し，適切な介入を行うことが重要である．しかし，ダウン症者やその家族にとって，医療機関での睡眠呼吸検査は負担が大きく，診断や治療を困難にしている．本研究では，ダウン症者を対象に自宅での終夜経皮的動脈血酸素飽和度測定を実施し，睡眠中の動脈血酸素飽和度の低下や脈拍数の変動を明らかにする．保護者などを対象に質問紙調査を行う．ダウン症者の睡眠習慣・行動，睡眠時無呼吸関連症状，認知機能評価（日本語版 CS-DS）を調査し，これらの関連を検討する．

【研究実績の概要】ダウン症候群がある者（以下，ダウン症者）の健康問題の一つに睡眠障害がある．ダウン症者の50～80％に閉塞性睡眠時無呼吸があり，さらに，ダウン症者は睡眠習慣による睡眠障害も多いことが報告されている．ダウン症者における睡眠障害の症状は夜間覚醒が多く，夜間覚醒は閉塞性睡眠時無呼吸と睡眠習慣による睡眠障害のどちらにおいても観察される症状である．以上のことから，ダウン症者の睡眠障害を支援するため，早期に医学的要因かそれ以外の要因であるかを判別し適切な介入が重要である．しかし，ダウン症者やその家族にとって，医療機関での睡眠呼吸検査は負担が大きく，診断や治療を困難にしている．本研究の目的は，①ダウン症者を対象に自宅での終夜経皮的動脈血酸素飽和度測定を実施し，睡眠中の動脈血酸素飽和度低下や脈拍数の変動を明らかにする，②保護者などを対象に質問紙調査を行い，ダウン症者の睡眠習慣・行動，睡眠時無呼吸関連症状，認知機能評価（日本語版 CS-DS）を調査し，これらの関連を検討する，の2点である．調査は2回実施する．①②により，ダウン症者の睡眠時無呼吸及び睡眠習慣・行動の実態や変化，睡眠障害と認知機能の関連を明らかにする．ダウン症者が自宅などの慣れた環境で簡易睡眠呼吸検査を行い，睡眠評価を行えるシステムを構築する一助となる．1回目の調査が終了し，ダウン症者20名が調査に参加した．睡眠時無呼吸関連症状がある者は，いびき12名（60％），夜間覚醒12名（60％），寝起きが悪い11名（55％）であった．酸素飽和度低下指数は1時間あたり平均13.7回であった．また，ダウン症者とその家族を対象に，ダウン症者の睡眠の特徴や検

査，治療などについてセミナーを開催した．

　ダウン症候群では，多くの方に睡眠時無呼吸があることが知られています．特に幼少時の睡眠時の姿勢もこのことが関係してか，座臥位（正座をしてばたっと前向きに倒れたような姿勢），うつ伏せ，横向きで寝ていることが多いようです．これを仰向けに直そうとするといびきが強く，寝苦しくなります．米国では，4歳までにダウン症児の無呼吸のチェックをする体制が整っているそうですが，わが国ではほとんどなされていないのが現状と思われます．実際に黒田先生に簡易型無呼吸チェックを行っていただいたところ，かなりのダウン症児・者で呼吸状態が健全でないことが分かりました．その後，特に睡眠時無呼吸が気になるダウン症児・者が，長崎県の市中病院で無呼吸の検査を行ったところ，重度の睡眠時無呼吸の方が多いことが分かりました．口蓋扁桃肥大，アデノイド肥大があるダウン症児・者約60％は手術で睡眠時無呼吸が改善すると言われていますが，その後，無呼吸が再発する方，もともと改善が弱い方も少なくありません．その方は，CPAP療法を試みられています．私自身が想定していた以上に，CPAPのマスクを装着できるダウン症者がおられ，睡眠時の呼吸が改善されている方も多くいます．

　Breslin J et al. Obstructive sleep apnea syndrome and cognition in Down syndrome. Developmental Medicine & Child Neurology 2014, 56: 657-664. という論文に「7歳から12歳の38名のダウン症児（男児15名，女児23名）の睡眠時無呼吸の状況と認知機能テストを行った．平均の言語性IQに関して，睡眠時無呼吸のある児はない児と比べて9％低い結果であった」と書かれているので，呼吸状況が改善すると，日常生活にも良い影響が多いのかも知れないと期待されます．

　ところが，その後のことで大きな問題があることが分かってきました．CPAPは医療行為（本人または医療関係者が行う行為）であるため，マスク装着，機械の操作，チューブの洗浄なども自分で行なうことが重要です．昨年，家族が補助することでさえ，法的な裏付け（根拠）が乏しいことが分かり，2023年11月に家族が補助することを認めていただくように厚生労働省に陳情にいき，厚生労働副大臣から「家族が補助するのは医師法に反しない」という回答をいただきました（詳細は2023年11月18日付の公明新聞に出ています）．自宅等で家族の支援のもと，自分でCPAPの操作がすべてできるように

なれば，少なくとも法的には大きな問題がないように思われます．一方，自宅以外でのグループホームや施設での生活を考えると，医療関係者が常勤ではなく常駐していないと難しい状況が考えられます．しかし，看護師などが常駐しているグループホームや施設は非常に少ないことが危惧されます．今後，より良い社会システムの検討が待たれます．

更に，拒否感や恐怖心からCPAPを装着できない，重度睡眠時無呼吸のあるダウン症者についても同時進行で検討が必要と思います．CPAPのマスクの改良や，各状況に合わせたきめ細かいCPAP管理が先ずは重要です．最近，舌下神経電気刺激療法（手術）やRAMPA法などが出始めていますが，これらにつきましても検討が待たれます．

（14）その他の現在進行中の検討

　ダウン症候群は，合併症も程度も非常にばらつきが大きく，専門的な成書には記載があるものの，これまで経験したことが一度もないものもあります．先日，蛇行性穿孔性弾力線維症のダウン症のある方がお出でになり，調べてみるとダウン症候群では両側性に広範に持続するのが特徴と書いてあったり，別の方では脳MRI検査で一方の中脳底動脈が描出されない類もやもや病の範疇に入るダウン症者がお出でになったりして，これだけ多くのダウン症児・者と関わらせていただいているのに，知らないことがたくさんあるのだなと感じることがありました．「ダウン症候群とは？」という問いには，その回答は私にはよく分からないことも多いように感じています．分からないことを分かるようにと，いろいろと検討を重ねています．まだ，皆様にお伝えするまでに至っていないものも多いです．

　現在，ダウン症候群のある方の知的状況と知能検査の検討，ダウン症成人の循環器の状況と問題点，老化の検討などを行っています．

　状況が分かり次第，皆様の目に触れることがあると思います．

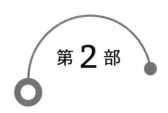

第2部

ダウン症候群の精神的諸問題とその対策

今村 明
Akira Imamura

はじめに

　ダウン症候群のある人は，基本的には穏やかに暮らしている人が多いと思いますが，一方で様々な精神的問題から，行動上の問題が生じる場合もあると考えられています．精神的問題の背景にあるものとしては，以下のようなものが考えられます．
　(1) 生来の発達の問題：知的発達症，自閉スペクトラム症（ASD）など
　(2) 脳神経系の病態の発症：認知症の早期発症，神経炎症など
　(3) 心理的な影響：ストレス反応など
　本稿では，精神科医の立場からこのようなダウン症候群にみられる精神的な諸問題について検討し，その対策について述べたいと思います．

行動上の問題の背景にあるもの

(1) 生来の発達の問題：知的発達症，自閉スペクトラム症（ASD）など

1) 知的発達症（「知的障害」，「精神遅滞」と呼ぶ場合もあります）

　生来の問題としては，まずダウン症候群に伴う知的な問題が最も重要となります．精神医学的には，知的障害について，現在はICD-10（世界保健機関（WHO）の診断基準の第10版）やDSM-IV-TR（米国精神医学会（APA）の診断基準の第4版改訂版）で「精神遅滞（MR）」ということばで呼ばれていますが，今後ICD-11（WHOの診断基準第11版）やDSM-5-TR（APAの診断基準第5版改訂版）が中心になってきたら，「知的発達症」ということばが使われるようになるものと考えられています．

　ダウン症候群の知的な問題に関しては，知的能力の程度は正常下限から最重度の障害まで，幅広く分布していると言われています．これまで知能発達症の診断や重症度の決定は，知能検査を行って，知能指数（IQ）を測定して決定することが多かったのですが，新しい診断基準（ICD-11,DSM-5-TR）では，知的能力とともに適応能力も含めてその重症度を判定していこうということになっています．

　適応能力は，①概念的領域，②社会的領域，③実用的領域の3つの領域の適応機能の欠陥によって判断されます．①の概念的領域は，話す，聴く，読む，書く，計算する，時間または金銭などを理解するなどの学習技能の習得や，自己管理，仕事，娯楽などでのスキルの習得などでの困難さが評価されます．②の社会的領域では，社会的活動で仲間関係や親しみのある関係をつくることの困難さ，あるいはコミュニケーションで，ことばや身振りなどで情緒的なやり取りをすることの困難さが評価されます．③実用的領域では，日常生活での食事，睡眠，感染予防などの健康面，外出，買物，交通機関の利用などの安全面，身支度，入浴，歯磨き，排せつなどの衛生面での困難さが評価されます．

ダウン症候群の精神医学的診断としては,「知的発達症/精神遅滞」が中心となりますが,その重症度の判定は IQ からだけではなく,前述のような多角的な視点から評価されるように,徐々に変化しています.

2) 自閉スペクトラム症

「自閉スペクトラム症」とは,もともと「自閉症」,「アスペルガー症候群」,「特定不能の広汎性発達障害(PDDNOS)」などと呼ばれていたものが,一つの連続体(スペクトラム)として存在する,という考え方からできた言葉で,はじめは自閉症の研究者であり家族でもあるローナ・ウイングらによって「自閉症スペクトラム」という一つの"状態"として示されていました.それが 2013 年に米国精神医学会の診断基準 DSM-5 に取り入れられて,「自閉症スペクトラム障害」という診断名となり,現在は精神疾患についてできるだけ「障害」ということばを使わないようにしようという動きから「自閉スペクトラム症」と言うように変化してきています.

ダウン症候群と「自閉スペクトラム症」とはもともと全く別の疾患と考えられてきましたが,現在では,ダウン症候群は臨床的症状とともに染色体検査などの生物学的検査で診断が確定されるものであり,一方自閉スペクトラム症は,社会的コミュニケーションやこだわりの問題などの症状を精神科診断面接や心理検査により評価し診断するものと考えられ(表1),併存することも多いものと認識されています.米国精神医学会の診断基準 DSM-5 では,自閉スペクトラム症と関連する可能性のある遺伝学的疾患の例として,レット症候群,脆弱 X 症候群とともにダウン症候群が挙げられています.

ほとんどすべてのダウン症候群のある人では知的発達症が認められますが,知的発達症と自閉スペクトラム症との併存例では行動上の問題が生じることが多く,そのためにダウン症候群でも知的発達症とともに自閉スペクトラム症があるかどうかを判断することは,非常に重要であると考えられています.ダウン症候群が自閉スペクトラム症を併存する割合は最近の研究のまとめでは約 16% とされています.ただし,対象者の年齢やその研究の採用した診断基準などの影響で,7-42% と様々な結果が示されています.

また,最近「強度行動障害」ということばが福祉の領域で使われていますが,厚生労働省によると,「強度行動障害」とは「自傷,他傷,こだわり,もの壊

し，睡眠の乱れなど本人や周囲の人のくらしに影響を及ぼす行動のため，特別な支援が必要になっている状態」を意味しています．このような状態が生じる基礎疾患としては知的発達症と自閉スペクトラム症の併存が最も多いと考えられており，自閉スペクトラム症を併存するダウン症候群もその中に含まれています．そのため，ダウン症候群のある人で，何らかの行動上の問題がみられる場合，自閉スペクトラム症が併存している可能性も考えていく必要があると思われます．

　自閉スペクトラム症は，米国精神医学会の診断基準 DSM-5-TR では，①社会的コミュニケーションの問題と②限局性・反復性の特徴の2つの軸で示されています．①の社会的コミュニケーションの問題については，自分の視点からだけしか物事を見ることができず，他者がどのような視点から見ているのかが理解できない，他者や自分が発している社会的合図（視線，ジェスチャー，言葉のイントネーション等）に気づかない，人間関係（社会的相互関係）を開始したり，発展させたり，維持したりするのが困難，等の状態が含まれます．ローナ・ウイングは，自閉スペクトラム症の社会性障害の形態を「孤立型」，「積極・奇異型」，「受身型」に分けており，それぞれのタイプで違った困難さが認められます．

　②の限局性・反復性の特徴については，変化に弱く新しい環境・状況への適応がむずかしい，何でもルーチン化・パターン化しやすい，こだわりが強く興味や思考の幅が狭く柔軟性がない，注意シフトの困難さがある，感覚の過敏・回避・低反応・探求等の問題（表2）がある，ということが示されています．

　ダウン症候群のある人の精神的な問題の中では，この自閉スペクトラム症の状態を理解することは重要と思われます．

表1. ダウン症候群と自閉スペクトラム症の相違点

	ダウン症候群	自閉スペクトラム症
原因	染色体異常症（21番染色体の（部分）トリソミー）	多因子遺伝
頻度	1-2人/1000人	1-3人/100人
身体的合併症	先天性心疾患，先天性消化器疾患，環軸椎亜脱臼，耳鼻咽喉科疾患，眼科疾患，甲状腺機能障害等	特別なものはない
精神神経症状	知的発達の問題，コミュニケーションの問題，筋緊張の低さ	社会的コミュニケーションの問題，限局性・反復性の特徴
性格傾向	（一般的に）人なつっこい，情緒が安定している	孤立しやすい，パニックになりやすい

筆者作成

表2. 自閉スペクトラム症の感覚の問題

感覚	過敏・回避	低反応（低登録）	探求
聴覚	特定の音，背景雑音を嫌う	聴覚的手がかりへの無関心	特定の音（音が大きくても大丈夫）
触覚・痛覚・温冷覚	服のタグ，他者の皮膚感覚を嫌う	暑さ寒さ，痛みへの無関心	刺激を求める自傷
味覚・口腔内感覚	特定の味や食感を嫌う	いくつかの食物への興味欠如	同じものしか食べない，何でも口に入れる
嗅覚	特定のにおいを嫌う	強いにおいに気付かない	特定のにおい
視覚	特定の光やパターンを嫌う	奥行き感覚，視覚と運動の連携がうまくいかない	特定の光，回転，パターン，キラキラするもの
前庭感覚	速度・方向の変化を怖がる	乗り物に乗ってもバランスを取ろうとしない	じっとしていられない，ロッキング
固有感覚	不慣れな運動を怖がる	身体の位置感覚が不正確	力が入りすぎる
内臓感覚	便意・尿意が過剰に気になる，腹痛	尿意を感じず失禁する	性的感覚への没頭

筆者作成

(2) 脳神経系の病態の発症：認知症の早期発症，神経炎症など

　途中から何らかの精神疾患が発症して脳神経系に何らかの影響があり，行動上の変化が起こることもあります．このような脳神経の変化で特に重要なものとして，認知症の早期発症や脳神経系の炎症を起こしているものが考えられています．

　WHOの診断基準であるICD-11では，ダウン症候群は早期老化 earlier aging およびアルツハイマー病のリスクがある，と記述されています．またICD-11では認知症の項目の中に，アルツハイマー病による認知症，レビー小体病による認知症等とともに「ダウン症候群による認知症」という項目が挙げられ，21番染色体にアルツハイマー病の発症に強いかかわりを持つアミロイド前駆体タンパク質（APP）遺伝子が存在することから，アルツハイマー病との関連が示されています．

　また最近の研究では，ダウン症候群で退行様症状を示すものの一部は，免疫系の変化から脳神経系の炎症が起こっている可能性があり，免疫療法が効果がある場合がある，ということが報告されています（ダウン症候群退行症 Down syndrome regression disorder（DSRD）；表3に参考のために診断推奨事項を示します）．

　以前から研究されている「退行様症状」は，このような脳神経系の変化や，以下に示すストレス反応性の変化など，様々な病態を含むものと考えられます．

　その他，脳神経系の機能に影響を与えるものとして，統合失調症，双極症（「躁うつ病」，「双極性障害」等の呼び方もある）などの精神疾患や，てんかん性行動変化，意識障害（低血糖，高血糖，低酸素状態，電解質異常，高アンモニア血症などによる），内分泌異常（甲状腺疾患，思春期，月経，更年期），中枢神経系の感染症（脳炎・髄膜炎など）があり，また医薬品などの影響として，抗精神病薬の副作用としてのアカシジア（じっと座っていられない状態）などがあります．

表3. ダウン症候群退行症（DSRD）の診断のための推奨事項

カテゴリ	基準	DSRDの可能性あり	DSRDの可能性が高い
症状の発現	ダウン症候群の以前は健康であった個人において，12週間未満の期間にわたり，新たな神経症状，精神症状，またはその混合症状が発現している	はい	はい
脳神経系機能障害の臨床的証拠	1. 精神状態の変化または行動の調節不全 ・拒食 / 経口摂取量の減少または過食 ・錯乱 / 見当識障害 ・不適切な笑い ・脳症（脳症様の精神または行動の異常な状態） 2. 認知機能の低下 ・アパシー（無気力・無関心で感情の動きがない状態） ・無為（自発的には何もせず，なすがままに過ごしている状態）および / または意欲消失 ・急性記憶障害（記憶想起の新たな困難を含む） 3. 新たな自閉的特徴を伴う，または伴わない発達の退行 ・社会的引きこもり ・以前に獲得した発達のマイルストーンの喪失 ・日常生活動作の不能 ・常同性 ・日常生活の変化に対する抵抗 ・アイコンタクトの減少 4. 検査での新たな局所的神経学的欠陥および / または発作 5. 不眠または概日リズムの乱れ 6. 言語の欠落 ・表現性失語および / または受容性失語 ・全般性失語（緘黙） ・ささやくように話す 7. 運動の病的状態（チックを除く） ・カタトニア（「精神運動（心の動き）」が極端に低下したり，亢進したりしている状態） ・寡動（動きが極端に少ない状態） ・凍結反応（何らかのストレスがかかったときに，生き物の反応として，すくんだり，固まったりする状態） ・歩行障害 8. 精神症状 ・不安 ・妄想または幻覚 ・現実感消失 / 離人感（外の世界が現実でないように感じたり，自分が自分でないように感じたりする症状） ・強迫傾向 ・攻撃性 / 激越（感情が激しく高ぶっている状態）	3項目群より多く存在(左に示す8項目群のうち4〜6個が該当)	6項目群より多く存在(左に示す8項目群のうち7, 8個が該当)
他の病因の除外	退行以外の，全身性および中枢神経系疾患などの原因が除外できることを，合理的に説明できる．他の一次性の精神医学的疾患も除外できる．	はい	はい

引用文献：Santoro JD, et al. Assessment and Diagnosis of Down Syndrome Regression Disorder: International Expert Consensus. Front Neurol. 2022 Jul 15;13:940175. (Table 4より，今村訳，下線部は今村の補足)

(3) 心理的な影響：ストレス反応など

　ダウン症候群の行動上の問題は，前述の (1) (2) を背景として，何らかのストレスの反応として起こることが多いものと思われます．ストレス反応が起こる誘因としては，以下のようなものが考えられます．

1) ストレス反応が起こる誘因

① コミュニケーションの問題

　ダウン症候群に伴う知的発達症や自閉スペクトラム症があると，その生来の傾向から言語的・非言語的コミュニケーションの障害がみられ，「自分の言いたいことがうまく伝わらない」ことから，もどかしさ，悲しみ，怒りなどの感情が生じることも多いものと考えられます．具体的には困ったこと（熱感，疼痛，搔痒感など）をうまく伝えられない，支援者がよかれと思って行わせた活動，すすめた食べ物や遊具などが，本人にとってあまりうれしくなかったとしても，そのことを伝えられない，などの場合があります．

② スケジュールや環境の変化

　知的発達症に自閉スペクトラム症が併存する場合は特に，「限局性・反復性の特徴」から，環境の影響を大きく受けることがあります．スケジュールの変化では，先の見通しがきかないことから強い不安が生じたり，周囲の環境の変化では，学校や施設で担当者が変わったり，慣れ親しんだ自分の席や居場所が変わったり，いつも行っている活動が変わったりすることで，それまでの「安心・安全な感覚」が損なわれるようになり，強い不安やパニック，フリーズが生じる場合があります．

③ 感覚刺激

　ダウン症候群のある人は自閉スペクトラム症の併存がある場合は特に，感覚刺激が過剰でも過小でも，大きな負担を感じることがあります．外部からの感覚刺激の強さについては，指導者や当事者で大きな声を出す人がいたりして，それに対して一度焦点が合うとなかなかシフトできなくなり，感情が爆発して

しまうことがあります．また，他者とのトラブルが多発する場合に，何もない個室で過ごせるようにセッティングを行うこともありますが，感覚刺激が少なすぎることもストレスとなり，いらいらした気分につながっていくこともあります．

また内的刺激の問題で，注意のシフトが困難なことから，一度痛みやかゆみ，不快感などに意識が向くと，そこから切り替えができず，ずっとイライラした状態が続くことになります．

④ 課題の問題

就労支援事業所や時には生活介護でも，事業所へ行って何らかの課題を行うことがありますが，この際によくわからないこと，納得できないことを命令される，指示される，と感じた場合，それが怒りや不安につながる場合があります．また課題のレベルが適切ではなく，課題がむずかしすぎたり，逆に簡単すぎたり単調すぎたりすることも，それがわかってもらえず課題を続けなければならないことで，怒りや不安・うつにつながる場合もあります．

⑤ 退行様症状の影響

それまで自分一人で外出したり，乗り物に乗ったり，買い物をしたり，歌ったり，踊ったりができていた人が，退行様症状によってこれらのことができなくなり，生活の質が著しく低下してしまう人もいます．このような状況で「これまでできていたことができなくなっている」という思いが生じ，それが怒りや悲しみに繋がっていくこともあります．

⑥ 傷つき体験・自尊感情の低下

ダウン症候群のある人は，様々な面で自尊心が損なわれることがみられることがあります．周囲の何気ない言葉から，自分の持つ「障害」を感じたり，「なぜ自分だけ別の教室に行くのだろう」，「なぜきょうだいと別に扱われるのだろう」，などの疑問から「自分はまわりの人と違う」ということを感じたりして，それが悲しみや怒りに変わっていき自尊心の低下につながっていきます．上記の①～⑤のすべてはこの傷つき体験となっている可能性を考える必要があります．

2）2つのストレス反応

　ダウン症候群のある人が1）の①〜⑤のような状態になると，様々な形でストレスによる反応を起こしやすい状態となると考えられます．ストレス反応として，ここでは代表的な2つの状態を説明します．

①「闘争・逃走反応」

　人間が弱い生き物として自然の脅威にさらされながら生きていた時代から，例えば肉食獣から襲われた時には，自律神経系が交感神経優位となり，呼吸と脈拍数は増加し，血圧は上昇し，発汗は著しくなり，興奮して瞳孔が拡大し，戦うか逃げるか，のどちらかの選択を迫られます．このような状態を「闘争・逃走反応」と言って，動物として生き残るために必要な「警報」としての機能と考えられます．現在社会では，肉食獣から襲われることはないですが，たとえば1）の状態の中で，ダウン症候群のある人がストレスを感じた時に，「警報」が誤作動を起こし，「闘争・逃走反応」が発動する場合があります．

　このような場合，緊張と興奮が生じ，様々なことに過敏になり，ダウン症候群のある人では時に行動上の問題（自傷行為，他害行為，夜に眠らずに騒ぐ，大声，奇声，パニック等）が起こることがあります．また，特に自閉スペクトラム症を併存している人では，感覚や生理的反応についての記憶が鮮明に残ってしまう場合があるので，フラッシュバックが繰り返されることも多くなり，そのために暴れたり叫び声をあげたりする場合もあります．

②「凍結反応」

　もう一つのストレス反応は「凍結反応」と言われるものです．これは魚類や両生類，爬虫類の時代から存在する古いタイプの副交感神経が影響しているものと言われています．たとえばトカゲは危険を察知した時には，体が動かなくなり呼吸数や心拍数が極端に低下して，固まった状態となります．これも無動で，無駄なエネルギーを消費しないようにして生き残る戦略と考えられます．人間もこの「凍結反応」が誤作動で生じる場合があります．これが発動すると，動作が止まり，ほとんど動かなくなったり，また，動作のスタートが困難になったりすることがあります．このような場合，心の中では不安やうつ，無気力がみられており，また心のストレス反応として「解離」と呼ばれるストレ

によって意識がぼんやりした状態がみられることもあります．

　以上のような状態は「ポリヴェーガル理論」で説明される場合があります．ポリヴェーガル理論では，図1のように自律神経が交感神経と2つの副交感神経に分けて説明され，覚醒度の高い順から「交感神経（⇒闘争・逃走反応）」，「新しいタイプの副交感神経（⇒安心・安全な感覚）」，「古いタイプの副交感神経（⇒凍結反応）」の3つのステージで人間の心と体の反応を説明しています．真ん中の「新しいタイプの副交感神経」は，哺乳類になって発達してきたもので，コミュニケーションを円滑にしたり，感覚刺激を調節したりすることに役立っており，ストレス反応が起こりにくい「安心・安全な状態」を保つために必要なものと言われています．

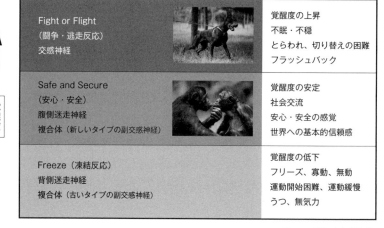

(Porges SW et al. 2014)

図1．ポリヴェーガル理論（自律神経系）

精神的な諸問題と行動上の問題への対応

前章までの内容を踏まえて，ダウン症候群で行動上の問題が起きた場合の評価と対応について考えてみたいと思います．

ダウン症候群のある人に，何らかの精神的な問題が生じた場合は，その背景に何があるのかを考える必要があります．行動には必ずと言っていいほど意味があるため，前後の行動や状態からその意味を検討していくことになります．

（1）生来の状態についての評価と対応

まずは生来の状態として，知的発達症の適応機能についての評価と自閉スペクトラム症の併存についての検討を行います．知的発達症に関しては，現在の適応機能の評価から，概念的領域，社会的領域，実用的領域のうち，どの領域で適応不全が起こっているのかを検討する必要があります．概念的領域や実用的領域での適応不全がみられる場合には，その人の困難さに見合った社会的サポートが必要となります．また社会的領域での適応不全があれば，以下に示す自閉スペクトラム症で行う支援を活用していくことになります．

自閉スペクトラム症の併存診断に関しては，専門的には，自閉症診断面接改訂版（Autism Diagnostic Interview-Revised：ADI-R）を用いて，ご家族から発達歴を聴取して評価し，また自閉症診断観察検査 第2版（Autism Diagnostic Observation Schedule Second Edition）を用いて，現在の状況について本人に対する直接観察によるアセスメントを行い，診断を行います．ただしこのような専門的な検査を行っていない医療機関も多いので，一般的には，発達歴の聴取と現症の評価をしたのちに，米国精神医学会の診断基準DSM-5-TRを用いて，「社会的コミュニケーションの障害」と「限局性・反復性の特徴」が発達早期から現在まで継続して存在するかどうかを検討していきます．

このようにして診断が行われたら，現状として自閉スペクトラム症の症状からくる適応不全について「社会的コミュニケーションの障害」，「限局性・反復性の特徴（感覚の問題を含む）」の2つの軸から評価していきます．特に感覚の問題については，表2を参照しながらどのような感覚刺激が現在の状態に影響しているのかを評価していきます．

自閉スペクトラム症の支援として，特に重要な「TEACCH」について簡単に説明します．TEACCHとは，1960年代より米国のノースカロライナ州で発展してきた自閉症の人たちのための教育・生活支援プログラムで「Treatment and Education of Autistic and related Communication-handicapped Children（自閉症やその関連のコミュニケーションの障害を持つ子どもたちへの治療と教育）」の略でしたが，現在では子どもから大人までの幅広いひとたちが対象となっています．

TEACCHでは，自閉症の人たちに直接働きかけるよりも，自閉症のある人たちを「異文化の人たち」とみなし，この人たちが生活がしやすいような環境の調整を行うことで，その人たちの生活の満足度を上げていく，という考え方をしています．TEACCHではこのような環境の調整を行うことを「構造化（視覚化したり，規則化したりして，他者の援助なしに自閉症者が活動ができるような構造を作っていくこと）」という言葉で呼びます．表4に構造化の例を示します．

TEACCHでは，これ以外にも「コミュニケーション」についての支援を行ったり，感覚の問題に対応したり，自閉症者の不安に対する認知行動療法を行ったりしています．

表4．TEACCHの構造化

1. 物理的構造化（空間の構造化）：目に見えない空間の境界が見えるようにすること．
   例：目的別に場所を仕切る，表示を付ける．
2. スケジュール（時間の構造化）：次に何が起こるかが見えるようにする．物や絵カード，写真，文字カードを知的能力のレベルに応じて使用し，先の見通しが立つようにする．
3. ワーク／アクティビティシステム（手順の構造化）：手順を「見える化」したり，ルーチン，マッチングなどを用いて活動が自立して行えるようにする．
・その他の視覚的構造化→視覚的明瞭化，視覚的組織化，視覚的指示など．

（2）脳神経系の変化，精神神経疾患の発症

　それまで適応状態に大きな問題がなかったダウン症候群のある人が，知的機能も適応機能も大きく変化した場合，何らかの脳神経系の変化や精神神経疾患の発症が考えられます．脳神経系の変化としては前述のように認知症の早期発症か，免疫系の影響による神経炎症などが考えられます．精神疾患の発症としては，特に統合失調症や双極症等の精神疾患の発症に注意が必要です．

　このような状態に対する支援としては，認知症のケアの考え方が参考になると思います．認知症のある人は「これまで言えていたことが言えない」，「これまでわかっていたことがわからない」，「これまでできていたことができない」という状況にあり，周囲に様々な影響が出ていたとしても，まず本人が一番不安だし，傷ついているということをわかってあげることが必要となります．そして「大切な人として接する」，「感情的に否定したり，しかったりしない」，「安心・安全な環境を提供する」などが，ケアの基本となります．

（3）心理的な影響への対応

　ダウン症候群のある人の行動上の問題を考える際に重要な「応用行動分析」について説明します．応用行動分析は1960年代より，自閉症に対して行われた行動療法の基盤となった理論で，行動の前後に何が起こるかを調べ，その機能を理解することに焦点を当てています．行動（behavior：B）だけではなく，その前後に存在したことまたは起こったこと，つまり先行事象（antecedent：A）と結果事象（consequence：C）に注目し，そのABCの3項目から行動の意味を類推します．このような記録の仕方を「ABC記録法」という場合があり，その行動の背景に何があるのか，何がその行動を「強化」しているのか，を知るために重要な方法と考えられます．

表5. ABC記録法の例

A 先行事象 (行動の直前に起こった出来事)	B 行動	C 結果事象 (行動の直後の他者の対応)	機能仮説
大勢で食事をしている．職員が他の利用者の介助をしている．	大声を出して，食器をひっくり返す．	職員数名が食器をかたづけ，「だめ」としかる．	強化刺激出現（注目の獲得）
苦手な利用者が目の前にいる状況で，食事をしている．	大声を出して，食器をひっくり返す．	職員が本人を別室に誘導し，一人で食事をさせる．	嫌悪刺激消失（苦手な利用者が目の前からいなくなる）

筆者作成

　まずはこのようにその人の行動の意味を考えていくことからはじめる必要があります．

　以下にストレス反応のそれぞれの誘因について，その対応を示します．

1）ストレス反応の誘因とその対応

① コミュニケーションの問題

　コミュニケーションの問題がある場合には，まずは応用行動分析の方法で行動の意味を検証して，その人が言いたかったことを推測し，支援者たちにも伝えていくことが大切となります．またコミュニケーションの補助，代替手段として，指差しや絵カードやiPadのアプリ等を取り入れて，少しでも意志が伝わるように支援を行っていくことも必要となります．

② スケジュールや環境の変化

　TEACCHのスケジュールや物理的構造化などを使って，ダウン症候群のある人が先の見通しが得られたり，以前と同じ構造化が行われた空間にいたりすることで，安心安全な感覚が得られるようにします．また，担当者や場所が変わる時などは，事前にその人や場所の写真を見せたりして，ある程度の「心の準備」ができるように対応します．

③ 感覚刺激

　前述のように表2を参考にして，まずはどの感覚でどんな困難さがみられて

いるかをアセスメントする必要があります．その上で，例えば聴覚過敏の問題があれば，イヤーマフ，耳栓，ノイズキャンセリングヘッドホン等を使用して，その人が苦手とする音から保護することを心がけます．また，その人が好ましく思う感覚があれば，それを満たしてあげることで，情緒的な安定が得られる場合があるので，普段から好ましく感じる感覚について理解をして，それを活用できるように準備をしておくことが大切です．

④ 課題の問題

TEACCHのワーク/アクティビティシステムを用いて，自立して行える適切な課題設定を行うことが必要となります．このような達成感のある課題の設定と，安心できる居場所の設定が，「安心・安全な感覚」を高め，問題となる行動の改善につながる場合が多いものと思われます．

⑤ 退行様症状の影響

前述のように認知症のケアについての考え方を取り入れて支援を行うことが大切です．また退行様症状への対応として，「自分が伝えたいことがうまく伝わらない」という状態があれば，言いたいことが伝えられるように，促し（プロンプト；言葉による促し，文字による促し）を行ったり，「自分がやりたいことがうまくできない」状態に対しては，最初の動作を行えるように，促し（身体的導き，言葉による促し）を行ったりすることがあります．すこしでもうまくいったときに，「笑顔」，「うなずき」，「声かけ」等を使ってその行動を強化することも大切です．

⑥ 傷つき体験・自尊感情の低下

このような傷つき体験に対して，自分がこの人の立場だったらどのように感じるだろうか，と想像力を働かせ，支持的共感的な態度で接することが大切です．具体的には①~⑤で示したような対応を行います．

2) ストレス反応と自律神経系

図1に示すように「闘争・逃走反応」や「凍結反応」を起こりにくくしたり，またそこから回復していったりするためには，新しいタイプの副交感神経が

賦活化され，安心安全な感覚が強化されていく必要があります．このためには，まず支援者との安心できる関係が築かれていくことが大切であり，また前述の通り，居場所・行き場所の設定と適切な課題の設定が必要となります．

新しいタイプの副交感神経が賦活化されるための身体的アプローチとして，「睡眠・食事・運動」に働きかけていくことも大切です．

おわりに

ダウン症候群のある人の様々な精神的問題とそこから起きる行動上の問題について説明しました．問題となる行動は，生来の傾向である知的発達症，自閉スペクトラム症等をベースとして，そこに何らかのストレス反応が起こることで生じてくるものと考えられます．これらの反応に対して，自律神経系の安定と情緒的な安定が得られるようにするために，前述のような様々な支援が行われています．本稿が今後の支援に対して少しでもお役に立てれば幸いです．

第3部

ダウン症候群についての概要

近藤 達郎
Tatsuro Kondoh

今回の執筆にあたって，折角なので，教科書的な内容も含めようとも考えたのですが，これについては，非常に多くの本，雑誌などで掲載されている点，今回の執筆の主眼から少し外れる点より，参考程度につけさせていただく程度に割愛しました．

(1) ダウン症候群のこと

基本的に，21番染色体が(部分)トリソミーになることで各種症状が認められる染色体異常症です．1866年，Dr. Langdon Downにより最初に報告され，1959年にDr. Jérôme Lejeuneらが21番染色体の過剰を指摘しました．

(2) 我が国の状況

国立成育医療研究センターから2019年に，過去7年間(2010～16年)の日本におけるダウン症候群(21トリソミー)の年間推定出生数が報告されました．その結果によると，2010～2016年におけるダウン症候群の年間推定出生数は2200人(1万出生当たり22)前後でほぼ横ばいでした．2016年生まれのダウン症候群児では，約20％が出生前診断を受けており，母体の約70％は35歳以上の高年妊娠と推定されています．

(3) 医療管理と合併症

(3-1) ダウン症者において小児期に注意しないといけない症状，疾患を列挙すると以下の様になります．

主症状
筋緊張低下，関節弛緩，活気のなさや全体的に平坦な顔貌，内眼角贅皮，眼瞼裂斜上，小さい耳，顔面中部低形成，短く過剰な項部皮膚，第5指内彎および短小，第1,2間離開，手掌の単一横断屈曲線，脛側弓状紋，発育・発達の遅れ

合併症
先天性心疾患：房室中隔欠損症，心室中隔欠損症，ファロー四徴症など
消化器疾患：十二指腸閉鎖／狭窄，鎖肛，ヒルシュスプルング病，高度便秘，臍ヘルニア，気管食道瘻，幽門狭窄症，輪状膵，胃・十二指腸潰瘍など
神経疾患：てんかん，脳波異常，全前脳胞症，前頭縫合開大，精神疾患，社会性に関連する能力の退行様症状など
血液疾患：一過性骨髄増殖症（類白血病反応，TAM），貧血，白血病（ALL, AML），リンパ腫，胚細胞腫，脳腫瘍，免疫異常など
内分泌疾患：甲状腺機能低下症，甲状腺機能亢進症，慢性甲状腺炎，性腺機能不全，高尿酸血症，糖尿病など
眼科疾患：斜視，白内障，屈折異常（遠視，近視，乱視），眼振，円錐角膜など
耳鼻咽喉科疾患：難聴（伝音性，感音性，混合性），中耳炎など
整形外科疾患：関節弛緩，環軸不安定症，短指，多指症／欠指症，後彎，膝蓋骨脱臼／亜脱臼，外反偏平足，股関節脱臼など
泌尿器疾患：腎奇形，茎／小陰嚢，排尿障害など
皮膚科疾患：皮膚大理石病，皮膚角化症，末梢循環不全，慢性湿疹など
その他：起立性低血圧，呼吸器感染症，無呼吸，歯牙萌出遅延，咬合不全，歯列不整，歯牙欠損，歯肉炎，耳下腺異常など

　上記合併症についての診断は，重症度に従って各領域の専門医との連携のもと適切に行われます．心疾患や消化器疾患など先天性疾患に関しては，出生後早い時期に問題がないか否かを含めて検査を行うことが望まれます．また，上記に含まれていない疾患も当然あります．

　出生後早い時期に診断がついた合併症については，定期的に検査を含めての経過観察を行ないます．また，様々な合併症を念頭において経過観察を行い，必要に応じて，適切な専門医に紹介することも重要です．発達に関しては，リハビリテーションや赤ちゃん体操の重要性を認識したうえで経過を診ていく必要があります．更に，精神的な問題が出現した際にはその症状にあった神経発達症的検査などを行い，対応を検討していきます．このようにダウン症候群は，種々の合併症を生じる可能性があります．各診療科医との連携のもと，症状に見合った治療を選択する必要があるのと併せて，本児の健康状況を家族と共に整理する医療者の存在も重要です．

「障がいを持つこと・持っていること」については，本人はもとより親，きょうだいなど家族に対する精神的支援が重要です．そのためには家族の状況にも気を配る必要がありますし，更には，本人・家族が心身ともに健康的に生活するためには地域社会への啓蒙も必要と思われます．

(3-2) 成人期の主な合併症としては，小児期から持ち越しているものも含め，以下のものがあります．

先天性心疾患：小児期の術後など
消化器疾患：小児期の手術後，便秘，胃・十二指腸潰瘍など
神経疾患：てんかん，脳波異常，精神疾患，社会性に関連する能力の退行様症状，アルツハイマー病など
血液疾患：白血病，貧血，腫瘍，免疫異常など
内分泌疾患：甲状腺機能低下症，甲状腺機能亢進症，慢性甲状腺炎，性腺機能不全，高尿酸血症，糖尿病など
眼科疾患：斜視，白内障，屈折異常，眼振，円錐角膜など
耳鼻咽喉科疾患：難聴（伝音性，感音性，混合性），中耳炎など
整形外科疾患：関節弛緩，環軸不安定症，短指，多指症／欠指症，後彎，膝蓋骨脱臼／亜脱臼，外反偏平足，股関節脱臼など
泌尿器疾患：茎／小陰嚢，排尿障害など
皮膚科疾患：皮膚大理石病，皮膚角化症，末梢循環不全，慢性湿疹など
その他：起立性低血圧，肥満，呼吸器感染症，無呼吸，咬合不全，歯列不整，歯牙欠損，歯肉炎，嚥下障害など

成人期移行も継続すべき診療は当然存在します．ダウン症候群のある方々は多くの診療科にかかっている可能性がありますが，その多くは成人期になってもそのまま引き継いで経過観察を含め，適切な診療を行う必要性を感じます．成人期移行・転科が関わるのは，医師が小児科医や小児外科医など小児を対象としている場合と病院そのものが小児医療センターやこども病院といった年齢に規制がかかるところを中心にしている場合が考えられます．例えば先天性心疾患については最近，術後から成人期に至るまで診療を行う分野も大分確立してきています．ただ，ダウン症のある多くの方々の様に，穏やかで医療にもある程度協力してくれる状況であれば，医療を受けることについて大きな問題があるとは思えません．後は，本人，家族と医療関係者との関係を円滑にするた

めの検討をしていくことになります．確かに，ダウン症候群に特有な考慮しないといけない合併症はありますが，その合併症の疾患はダウン症候群のある方しかない訳ではないのできちんと医療を受けることができる環境があれば，大きな問題を残す事にはならないのではと感じます．

　ところが，おそらく数％のダウン症者で精神的不安定性や精神的未熟さからの自己制御ができにくい方は一気に医療の幅が狭まることが考えられます．成人期になると，一般的に自己決定権が最も尊重されます．ダウン症者は，重度な知的障害を持つこともあり，また，知的障害が軽度であっても精神的動揺が直接的にコミュニケーションを含む日常生活能力に多大な影響を与えることもあります．その場合には，医療現場では家族を中心に他者から状況を聴取することがあります．その上で最も良いと思える診療を考えることになりますが，患者本人がその診療をひどく拒否した際にどのように医療を進めるかは決まったものがなく，非常に悩ましいものと思われます．これまでダウン症者・家族とトータル・ケアを進めてきた小児科医である主治医から，内科系に成人期移行を進めるには，おそらく患児と両親の相互の意見を聴きながら医療を家族と共に考えていく小児科的な医療姿勢に理解を示す医師の存在が必要かも知れません．患者が利用する主病院が小児医療センターやこども病院である場合は，その医療機関にポスト小児についても調整対応ができるようなシステムがあるとスムーズと思われます．

　現在，ダウン症者の平均寿命は先述の様に約60歳前後とされています．主な死因は，感染症，特に呼吸器感染症とされます．また老化現象が健常者より早く，肥満を来す場合も多いと思います．そのため，生活習慣病についても注意が必要です．更には，社会性に関連する能力の退行様症状，精神症状やアルツハイマー病などへの対処も重要です．

(4) 知的状況及び精神的な状況

　きちんと病院を受診し，家族などの支援を受けてでも医療対応を適切にしてもらうためには，知的状況や精神状況は非常に大切と思います．

(4-1) ダウン症候群の知能
　DS の知能指数（IQ）については様々な報告があります．IQ への影響を与え

る因子として，年齢，核型，性，合併症，養育環境が考えられます．具体的には年齢が高くなるにつれて IQ が下がる傾向，転座型は標準型より高値傾向，男性の方が女性より低い傾向，療育に取り組むと高い傾向，合併症の痙攣発作など脳に影響を与える状況が強いと下がる傾向が示唆されますが，有意差がないとの報告もあります．我が国での 16 歳以上の DS 者の知的検査結果に関する論文では，男性は 29.39，女性は 42.40 で女性の方が高く，男女ともに二峰性（小峰，大峰）を示す結果でした．わが国の別の報告では，男性の平均 IQ が 25 〜 30 程度，女性が 30 〜 40 程度でした．検査法が異なることが関係するのかはわかりませんが，国外での報告では DS 児，DS 成人とも平均 IQ が 50 前後と若干高い傾向です．また，別の米国からの報告で，睡眠時無呼吸が言語性 IQ に影響を与えている可能性が示唆されています．DS 者の知的状況の詳細など今後の検討が待たれます．

　当センターには数多くのダウン症候群をもつ方々がお出でになります．各種福祉的手続き（障害基礎年金など）では，田中ビネー検査（知能検査）を行うことが多いです．その中で気になったところがいくつかあります．独歩（歩き始めた年齢）が生後 24 か月以下だった方で重度知的障害の方はほとんどおられない一方，24 か月以上かかった方は知的状況がかなりばらつきます．そうかといって，早く歩き始めることが必ずしも将来の知的状況と連動するわけではなく，一番早く歩いた方（1 歳 3 か月）と 3 歳で歩いた方の成人期の知的状況では 3 歳で歩いた方の方がむしろ若干高いという例もあります．

　知能指数は，知的年齢（精神年齢）/ 生活年齢（今の年齢）x 100　となります（10 歳の子が 10 歳相当の知的年齢を持つと 10/10 x 100=100 と 100 が基準となります）．わが国でよく行われる田中ビネー検査を例にとり，知能指数と精神年齢について整理してみます．分母にあたる生活年齢をそのままで進めますと，IQ は当然下がります．田中ビネー検査では 18 歳以上で，修正が入ります．

　例えば，あるダウン症のある方が，8 歳 0 か月で精神年齢が 4 歳 6 か月，10 歳 0 か月で精神年齢が 5 歳 0 か月，15 歳 0 か月で精神年齢が 5 歳 6 か月，19 歳 0 か月で精神年齢が 6 歳 0 か月，25 歳 0 か月で精神年齢が 6 歳 0 か月であったとします．19 歳までは精神年齢が緩やかに上昇，その後はそのままで推移しているという感じです．この方の上記の年齢での知能指数は各々，56.2，50.0，36.7，32.9，31.7 となります．特に年齢が若い時には知能指数が急激

に低下しているように感じられるかもしれませんが，知的年齢（精神年齢）を確認すると本人の状況が再確認できるかも知れません．

　また，本人のやる気に依存して知的年齢に差異がみられることもざらです（やる気が見られないときには当然IQが下がります）．ダウン症者の知能を本当に測る検査は難しく，本当の知的状況がどれくらいなのかを正確に測ることは簡単ではありません．ただ，本当に二峰性になるのかどうかや，わが国のダウン症者の知能指数，精神年齢の経時的な変動については今後の検討が待たれると思います．

(4-2) 認知症の頻度

　ダウン症候群のある方（DS者）において，認知症（特にアルツハイマー病）との関連は以前より示唆されています．しかし，知的障害の程度によりコミュニケーションが取りにくいことも関係してか，発症頻度は論文によってかなりの差異があります．ただ，多くの論文で一致しているのはDS者において30歳までは認知障害はあるが認知症までは至らないということと，40歳までは認知症の診断がつくのが数％で，それ以降は5年ごとに発生頻度は倍増していくというものです．DS者において認知症の平均の発症年齢は約55歳とされています．しかし，高齢でも認知症を持たないDS者も存在するとの報告もあります．

(4-3) 脳の状況

　ダウン症者では頭囲が小さいことが知られています．新井先生らが1995年に「脳と発達」に報告された26名のダウン症者（14-47歳）の頭部CT所見では，シルビウス（Sylvius）溝の幅に8例（31％）で開大が見られ，加齢との相関は認められていません．シルビウス溝幅拡大，巨大槽，透明中隔嚢胞，脳内石灰化は比較的よく見られ，その他に，脳幹，小脳，帯状回，前頭葉中間部，上側頭回，海馬が小さく，小脳底部，紡錘状回，側頭葉中部の灰白質の容量の低下を認めます．加齢とともに脳の容量は低下することが知られています．

(4-4) ニューロンとグリア細胞

　脳細胞は，神経細胞（ニューロン）とグリア細胞に大別できます．神経伝達物質はニューロンで作られ，ニューロンは電気化学シグナルの授受を担ってい

ます．ニューロンの機能は非常に重要ですが，神経組織を構成する細胞の約90％はグリア細胞です．最近，グリア細胞は，恒常性の維持や発生の過程において，能動的かつ重要な役割を担っていることが知られてきました．

(4-5) 神経伝達物質

脳内ニューロンから分泌される主な神経伝達物質としては，ノルアドレナリン，ドーパミン，セロトニン，βエンドルフィン，γアミノ酸，グルタミン酸，アセチルコリン，神経ペプチドが挙げられます．

その中でダウン症候群では，コリンシステム，セロトニンシステム，ノルエピネフリンシステム，ギャバ（GABA）システム，グルタミン酸システムに異常を来すことが知られています．

■ ダウン症候群における主な神経伝達物質

種類			はたらき
モノアミン	ドーパミン		快楽や多幸感を与えるとともに，動機づけや積極的な行動を促す．意欲や運動調節，ホルモン調節などに関わる．
	ノルアドレナリン	⇩	怒りや不安，恐怖の感情を生む他，覚醒や記憶とも関係がある．不足するとうつ状態になることが知られている．
	セロトニン	⇩	睡眠や体温の調節の他，過剰な興奮や衝動，抑うつ感を軽減する．不足するとうつ状態になることが知られている他，片頭痛の発症にも関係するという説がある．
アミノ酸	β-エンドルフィン		強い痛みやストレスに対して，多幸感や鎮痛作用をもたらす．ギャバと同じような働きをする．
	γ-アミノ酪酸（ギャバ）	⬆	不安を鎮め，心身の緊張を解く抗不安作用，催眠作用やけいれんを静めたりする作用がある．
	グルタミン酸	⬆	興奮性の神経伝達物質で，学習や記憶に大きな役割を果たす．
アセチルコリン		⇩	大脳皮質や海馬などに広く分布し，記憶力や学習意欲などを高める．
神経ペプチド			鎮静作用，抗うつ・抗不安作用の他，食欲を高めて摂食を促進させる．

Das D. et al. 2014 より改変

(4-6) 退行様症状

私どもは2011年から始めているDS患者のQOL向上のための塩酸ドネペジル療法についてお話ししました（前述）．この間，DS者が環境変化やある出

来事を契機として，またはそのようなことを誰も気付かないまま，1-2年という比較的短期間に日常生活能力（ADL）の低下を来す急激退行とも言うべき症状を経験してきました．臨床的には様々なADLの低下を示します．日本障害者歯科学会でのアンケート調査からは，ダウン症者のおそらく4-5%（我が国で3,000～4,000名）存在することが示唆されました．

2010年の厚生労働省班研究でダウン症者の急激退行の診断基準が示唆されました．1. 動作緩慢，2. 乏しい表情，3. 会話, 発語の減少，4. 対人関係において，反応が乏しい，5. 興味喪失，6. 閉じこもり，7. 睡眠障害，8. 食欲不振，9. 体重減少　の9項目のうち，1-2年の期間で5項目以上について支障を強く感じるものを急激退行，2-4項目該当者を疑い例，0-1項目は否定的とするものです．今後，これの妥当性や病因・症状対比など更なる検討が待たれます．これについては，「ダウン症候群における社会性に関連する能力の退行様症状」として，日本小児遺伝学会のホームページに掲載されています．

(4-7) 知的障害のある方のメンタルヘルス

成人期の知的障害者には，抑うつや不安障害が多くみられると報告されていますが，本人のメンタルヘルスを図る研究は少ないようです．2003年にRose & Oliverが質問紙で知的障害者のメンタルヘルスを図る目的で，The Mood（抑うつ気分），Interest & Pleasure（興味または喜びの喪失）Questionnaire（質問紙）（MIPQ）を発表し，筑波大学の福田麻子先生，菅野和恵先生がこれの日本語版を作成し，検討をされています（福田麻子, 菅野和恵：発達障害支援システム学研究　第16巻第1号　33-38, 2017）．

(5) 予後

米国の1979年～2003年のDS児出生率は9.0から11.8/10,000出生（1/847-1,111出生）と31.1%増加しています．これらのこともあり，55歳以上のDS者は米国で21万人以上いることが推測されています．現在では諸外国のDS男性の平均寿命が61.1歳，女性が57.8歳との報告があります．2008年に70歳の男性で認知症の症状を全く持たないDS者の報告があります．米国以外でも，オランダでも約58歳，オーストラリアで約59歳との報告があります．性差については，男女で生命予後に差異がないという報告と男性の方

が長いという報告があります．なぜ，男性の方が長生きなのかはよく分かっていないと思います．認知症の有無では生命予後に有意差を認めなかったとの報告もみられます．

以上のことから，わが国のDS者の平均寿命は少なくとも60歳前後であり，最年長は80歳後半以上であろうと推測されます．我が国のDS者では呼吸器感染症で亡くなることが多いことが知られているようです．年齢が高くなったら，呼吸器感染症には注意が必要です．精神的にも健康な人生を送ることは非常に重要であると思われます．

(6) ダウン症者の生活環境（社会支援など）

○社会的問題

知的障害の問題があり，特別支援教育を受けているダウン症児が多いです．就労に関しても一般就労施設（障がい者雇用を含む），A型就労施設，B型就労施設で勤務されている方が多いですが，生活介護施設を利用している方も少なくありません．B型就労施設（福祉就労）や生活介護施設を利用しているダウン症者は経済的生活基盤を障害基礎年金などに頼らざるを得ない現状があります．個々人の特性に合った職場の選択と必要に応じた生活支援ができるような社会システムが必要と思われます．

社会支援

○医療費助成

ダウン症候群のある小児では，乳幼児福祉医療制度，こども福祉医療制度，障害者福祉医療制度などの福祉医療が関係することがあります．障害者福祉医療制度は療育手帳の等級によって助成の程度が異なります．(1) けいれん発作，意識障害，体温調節異常，骨折又は脱臼のうち一つ以上続く場合，(2) 治療で強心薬，利尿薬，抗不整脈薬，抗血小板薬，抗凝固薬，末梢血管拡張薬又はβ遮断薬のうち一つ以上が投与されている場合，(3) 治療で呼吸管理，酸素療法又は胃管，胃瘻，中心静脈栄養等による栄養のうち一つ以上を行う場合，(4) 腫瘍を合併し，組織と部位が明確に診断されている場合であることの何れかが該当すれば小児慢性特定疾病の「ダウン症候群」対象基準に当てはまります．

成人の場合には，障害者福祉医療制度が対象になりえます．

○生活支援

　小児の場合には，障がいの程度によって，特別児童扶養手当や障害児福祉手当が該当する場合があります．20歳以上の成人では，障がいの程度により障害基礎年金や特別障害者手当が受給される場合があります．各市町村の障害福祉課や主治医の先生とご相談されるのが良いと思われます．

○社会支援

　ダウン症児では受給者証を取得することで，児童発達支援や放課後等デイサービスなどを利用できます．療育手帳は等級によって，公共交通機関の割引，税金の控除や減免などを受けることができます．その他に身体障害者手帳や精神障害者保健福祉手帳が該当する場合もあります．また，18歳以上では障害支援区分を申請することで福祉サービスを利用できる場合があります．

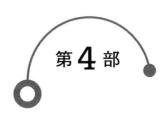

第4部

ダウン症に関する Q and A

近藤 達郎・今村 明
Tatsuro Kondoh　*Akira Imamura*

この本を出すにあたり，DS児・者の家族から，聞いてみたいことを，募集しました．私たちなりに，それについての回答を考えてみました．ご参考になれば幸いです．

Q-1. 最近は拒否が強く，受診の際も採血，検査（エコー検査など）ができない状況です．歯科の定期受診（クリーニング）も診察室に入ろうとせず，このままでは医療が受けられないのではと心配です（肥満に伴う糖尿病，無呼吸，無月経など治療を要する，又は将来必要となる可能性が高い病気があるため）．

A　なかなかすぐの対応は難しいことがあり得ます．お薬などで鎮静をすると言っても限界があると思います．大切なのは，本人が何とか受診してくれ，家族の思いなどを受け止めてくれる主治医を探す事かも知れません．採血一つにしても，みんなで力を合わせて，何とかできるように努力する姿勢を見せてくれる病院が必要です．その上で，最善ではないかも知れませんが，次善の策を一緒に考えていけると良いですね．きっと，そのような心優しい医師・医療機関はあると思います．年齢とともに，活動性は乏しくなることが多く，それに合分けて拒否が少なくなることを経験しています．そのような病院を探すことが重要と思います．ご本人もご家族も心穏やかな人生になることを祈っています．（近藤）

　近藤先生のコメントの通り，なじみの関係となるプライマリケア医や歯科医の先生に巡り合えるといいですね．親御さんが通っておられる病院にご本人も通うようになり，少しずつなじんでいった例もあります．自閉スペクトラム症を併存する方では，事前に写真や動画などを見せることで，病院や医師に対して少しずつ安心感ができてきたり，親御さんを対象とした訪問看護を導入して家までドクターや看護師さんに来ていただき，自宅で少しずつなじんでいってうまくいったケースもあります．（今村）

Q-2. 自閉傾向にあり，こだわりが強く，時間で動くことが不得意です．年を重ね，その傾向が強くなった様に感じます．心穏やかに過ごしてもらいたいと願っておりますが声掛けや対応に不安があります．

A　出来ないことを正す事ばかりでは，日々の生活が窮屈になります．ダウン症候群のある成人の精神年齢は4-5歳程度のことが多いですし（数か月から8歳くらいまでの幅があるようです），そのことも認識された方が良いかもしれません．できたこと，我慢できたことを認めてあげると少しずつ落ち着いてくれることがあります．このようなことを進めるためには，家族の心の安定が重要です．ご自身の心を落ち着かせる何らかの策を見出すことも重要と思います．（近藤）

　こだわりは，ご本人の心の世界の中での「秩序」であり，どうしても譲れない部分であるのかもしれません．どんなに親密な関係の方でも，ご本人の心の世界が完全に理解できるわけではないと思いますが，少しでもそこに近づけるように思いを巡らすことが大切だと思います．時間的な制約がある場合は，できるだけ時間に余裕を持って行動し，その予定が達成できないことも想定しつつ，無理のない促し（プロンプト）やご褒美設定を続けていくのがよいのではないかと思います．（今村）

Q-3. 将来，親が亡くなった後の不安はあります．福祉の力を借りて何とかなるとは思っていますが，経済的な問題を含め，どのように準備したらいいものかと悩んでいます．ざっくり，不安がない，大丈夫と言う話が知りたい（こうすれば大丈夫！　みたいな）．

A　ダウン症候群のある方は，知的状況が主軸の療育手帳を申請されていると思います．年齢とともに変化しますので，その時の知的・精神状況と療育手帳の等級とに隔たりがあるようなことがあれば，等級の変更などされると良いと思います．実質的な経済的なサポートとしては，障害基礎年金（1級と2級があります）と特別障害者手当があります．後，福祉サービスを受けるためには自立支援法の区分申請が必要です．これらを合わせると，多くの場合は，グループホームでの生活費は何とかなると

思います．多くは，相談支援事業所の担当者がおられると思います．その方に，具体的な手続きなどについてはご相談されると良いと思います．もし，家から全く出られなく，社会とのつながりが難しい状況であれば，各自治体の障害福祉課にご相談されると良いと思います．未成年者を親が守るようなことを成人になって行っていただくものに「後見人制度」があると思います．見守りの手厚さから後見人，後見補助人，後見補佐人があると思いますが，親・家族がなるにしても第三者がなるにしても家庭裁判所に届け出を出す必要があると思います．そのような制度の詳細が良く分からないということがあれば，「法テラス」などをご利用されると良いかも知れません．ただ，いろいろな制度を利用しようとすると，謝礼が発生することがあります．また，その子のためにお金を残しておこうとお考えになられる方も少なくないかも知れません．その場合にも，そのお金の管理などがありますので，折を見てそのようなことに関しての勉強会に参加されると認識が高くなるかもしれません．これまで，1000名程度のダウン症のある方・ご家族と接していますが，そのお子様の状況で経済的に非常に困っている方はほとんどいないように思います．最新の情報を知る必要はありますが，現時点でも何とかなると思います．（近藤）

近藤先生が書かれている通り，医療・福祉などの公的なサポートを受けていくことは重要です．第2部でお示ししましたように，近年療育手帳は知的能力だけではなく，適応能力（概念的領域，社会的領域，実用的領域）を考慮して等級を決定するようになってきていますので，たとえば知的な問題は軽度でも，適応能力の問題で中等度と判定されることも増えてきています．また途中で精神症状が強く表出されるようになった場合には，療育手帳に加えて精神保健福祉手帳を取得される方もいらっしゃいます．公的なサポートに関しては，普段から少しずつ社会福祉士や精神保健福祉士の方々へご相談された方がよいと思います．（今村）

Q-4. ダウン症で37歳です．排便で失敗しているようですが，親にはなかなか話してくれません．施設でも排便ノートを作ってもらっていますが，親には見せません．

A　本文の中でもお話ししましたが，ダウン症候群は排尿・排便障害を伴いやすいと思います．更に感覚が鈍いことが多く，例えば，「トイレに行きたい（排尿したい，排便したい）」と思ってからトイレに行って下着を下げる間に失敗してしまうことはご家族からよくお聞きします．「もう大人だから行きたいときに行くだろう」ではなく，誘導排尿・排便や時間排尿・排便はどうしても必要な方が多いと思います．排泄に係るノートについては，親御さんにみられるのが叱らせると思うのか，何か言われるのが嫌なのかも知れません．施設と力を合わせると良いと思います．後，未成年ではないですが，うまく行った時に認めてあげたりほめたりしてあげることも重要と思います．（近藤）

　　「恥ずかしい」，「叱られるかもしれない」等の気持ちや様々なこだわりから，施設職員さんには排便の問題が言えてもご家族には言えない，という人もいると思います．ご本人の気持ちやこだわりについてある程度理解を示し，普段からうまくいっているところを評価しつつ，トイレへの促しや失敗した時の対応の説明を根気強く行っていくのがよいのではないかと思います．（今村）

Q-5．自分で進んで掃除をしません．洗濯物を干したり，食器洗いは進んでします．

A　先ずは，洗濯物を干したり，食器洗いを進んでしてくれるのは立派なことと思います．そのことを，十分に認めてほめてあげると良いと思います．その上で，掃除をすることを，自分からするように仕向けるのも一つの手と思います．おこさまがどのような性格なのかにもよりますが，本人がやる気が出るような言葉があると良いですね．（近藤）

　　近藤先生のコメントの通り，まずはできているところをほめていくことが重要ですね．掃除に関しては，なにをしたらいいかわからない，どのくらいやったらいいかわからない，という人もいるため，例えば「ペットボトルをごみ袋に入れる」とか作業を限定して，また例えば「10分間

だけテーブルの上の掃除を行う」など時間や場所を限定して行うのがよいと思います．その上で，親御さんも一緒になってゲーム感覚で掃除をやっていけば，少しずつ習慣化がすすんで行くのではないかと思います．（今村）

Q-6. 家での自由時間，閉じこもっています．自分一人で出かけることはありません．

A　職場での生活がきちんと保たれていて，指導員や同僚との関係性もうまく行っていて，家でも家族との外出などまずまずスムーズであれば，家での自由時間は閉じこもっても全く問題がないのではと思います．自由時間は，本人がリラックスする時間ですので自由度を上げてあげて良いと思います．（近藤）

外に出て人と触れ合うことがよい場合もありますが，あまり時間を気にせずに「自分の世界」の中にいる感覚で過ごすことも重要となります．「外の世界」と「（自分の）内の世界」とどちらも大事にしていくという考え方がよいのではないかと思います．（今村）

Q-7. 幼少より言葉の表現が未熟で発音も不明瞭で単語2.3語並べて言うくらい．小学校でも「言葉の教室」に通級，養護高校卒業後は就労支援B型へ．36歳までグループホーム入居，食事中むせこみもあり，誤嚥性の危険もあり，2019年から言語聴覚士の発声リハビリへ毎週通院．嚥下訓練に咽頭・食道入口部開大不全の症例で，種々のリハビリ，遅々として成果も微増で，継続に期待するのみです．

A　ダウン症候群は成人になっても言語の問題，嚥下の問題が残ることが知られています．また，全体的に30-35歳で様々な日常生活上の問題が生じることも自然歴調査から出ています．その中で，現在も種々のリハビリテーションを行っていることに敬意を示しますし，ご家族の支援する姿勢に頭が下がります．多くの方は，リハビリテーションをすること，そのものに支障が出てきても不思議ではありません．低下しないように，

維持するように，可能であれば今後も続けられることが重要と思います．
（近藤）

Q-8. 視力も弱く，小中学校時は学習時のみ眼鏡使用．30代後半より眼科の勧めで様子をみながら，やっと39歳で両眼白内障手術を受ける．本人にどの程度，見えるようになったかと問うが，「うん」の返事で，状況を説明できない．が，以前より少しは良さそうで見守り中．

A　視力はもし改善ができる策があれば，してあげた方が良いです．見えにくいと日常生活上，当然支障が出てきます．ダウン症候群のある方は，日常生活に支障がない程度も含めると30歳までにほとんどが白内障の徴候がでるとの報告もあるようです．私が診ている方で，50歳代で両側白内障の手術をされ，日常生活がスムーズになった方を存じています．本人が目の見え方を上手に表出できない場合でも，日常生活を観察するとどれくらい見えているのかわかるのではと思います．たとえば，ご飯を食べる際に小さなご飯粒も見えている様子とか，移動する際にスムーズであったり，物をスムーズにとったりできるかなどです．（近藤）

Q-9. 耳鼻科でも難聴気味と診断され，聴力検査を受け，以後進行すれば補聴器もと言われている．耳垢もたまりやすく3-4か月ごとに検診の勧めに従っている．

A　どれくらい聞こえているのかも，日常生活でわかるのではと思います．例えば，好きな音楽や番組などがあれば，隣の部屋などで（本人に見えない状況で）その音楽などの音量を操作して，どれくらいの音で反応してくれるかを検討してみるなどです．耳垢については，耳道が小さい方が多いので，場合によっては定期的に耳鼻咽喉科で耳垢をとってもらっている方もいます．継続して耳鼻咽喉科にかかり，聞こえを確認していただくことは重要と思います．（近藤）

Q-10. 歯科も施設内に専門の衛生士がいて，歯ブラシの使い方，磨き方の指導があるが，思うように本人も難しく，グループホームでも食後，注

意してくださっている．3か月ごとに歯の定期掃除に通院中．

A　歯科衛生士に定期的に診ていただく体制ができているのは非常に良いと思います．ダウン症のある方は，歯肉炎（歯周病）が多いとされています（齲歯は少ないと言われています）．唾液の出方は少ない方が多いようです．ある方から，うがいができれば，歯と頬の間にある食べかすを取り除いたり，液体口腔ケアを利用できるのにとのお話をお聞きしたことがあります．その後，歯科大学の先生とのお話で，ダウン症候群のある方はほほを膨らませることができないことで，うがいができない方が多いとお聞きしました．ほほを膨らませる練習やうがいができるような練習は今後に役立つかも知れません．（近藤）

Q-11. 全てに本人の状況説明が出来ず，本人が痛みなど訴える時は，手遅れ気味の最後になるかと不安ばかり．

A　「自分の子どもは感覚が鈍く，痛いのかどうかがよく分からないかもしれない」などのご心配も持たれる方のお話をお聞きしたことがあります．通常の場合には，全身状況をみているとその変化に周囲は気づくのではと思います．痛みなど不愉快な状況であれ，日常の状況を送るのは難しいですし，心拍や血圧上昇や発汗など交感神経が亢進する方向に向かうと思います．何か変調があった際には，精神的なものを考える前に身体的には何もないのかを考えることをお勧めします．その上で，気になれば病院に受診しましょう．（近藤）

Q-12. 現在サプリメントでも落ち着いた様子で過ごせていて，ホッとしているところですが，急激退行になった人は以前の様に回復した方というのはないのでしょうか？

A　比較的に良くあると思います．多くの退行様症状はうまく行くと回復すると思っています．ただ，退行様症状の期間が長ければ，その間に加齢するので，老化も関係して，若干低下したように家族が感じられることはあるかもしれません．本文に書いているように，おそらく退行様症状

はその原因は様々だと思いますが，症状からその違いを知ることが難しいのではと思っています．いろいろと試しながら，効果的な方法を探るしかないように思います．（近藤）

急激退行の状態からかなり改善された例もありますし，またかかわり続けることで状態がエスカレートしていくのが防げていると思える例もあります．私は精神科医なので，心理社会的アプローチを中心に行っていますが，安心して過ごすことのできる場所の設定と，ご本人に対する肯定的な注目を続けていくことで，徐々に状態が安定していかれる方も少なくないのではないかと感じています．（今村）

Q-13. 睡眠がしっかりとれないで夜中に目覚めることが多いようですが，こういう方は多いのでしょうか？

A　多いと思います．睡眠の質そのものの問題もあるかもしれませんが，先ずは睡眠時無呼吸がないかどうかの確認が必要と思います．いびきが強くないか，時々，息を止めたりしていないか，小さい時に座臥位（座ってそのまま前に倒れこむような姿勢）や横向き，うつ伏せで寝ていることが多かったか，仰臥位で寝るときつくなるような感じがないかどうかなどの観察をして，無呼吸が疑われたら睡眠センターなどにご相談されてください．もし，睡眠時無呼吸がなければ，必要に応じて眠剤のことも主治医の先生とご検討されると良いと思います．（近藤）

ダウン症候群のある方の睡眠の問題で，一番多いのは睡眠時無呼吸だと思います．第1部で述べられているように持続陽圧呼吸療法（CPAP）が有効である場合が多いと思います．
それ以外には生活リズムの乱れで昼夜逆転となっているケースがみられます．その背景には様々なこだわりで夜遅くまでテレビ等をみていたり，食事や入浴の時間がずれていったりすることがあるように思います．新しいタイプの不眠症治療薬を用いた薬物療法や，第2部に示したTEACCHによる環境調整が役に立つケースもあります．（今村）

Q-14. おしっこに行く回数が非常に少ないのですが体への負担はないものでしょうか？

A 当然あると思います．先ずは残尿がないかどうかを確認することが必要です．残尿は排尿後に1回排尿量の20％以上膀胱内にあると「残尿あり」と診断されます．その量は，ざっというと成人で100ml前後かと思います．残尿については腹部エコーで確認できると思われますので，泌尿器科医にご相談されてみてください．残尿がなければ差し当たり大丈夫と思います．その場合には，誘導排尿などを試みられるのが良いと思います．（近藤）

Q-15. 会話はあまりなく，少し返事をするだけですが，独り言をずっと言っていることが多いです．こういう方はよくいらっしゃるのでしょうか．

A ダウン症者の独り言（独語）は，約8割の方に認められるとの報告もあります．どうも，心の中の葛藤を口に出してしまうとも言われていて，つまり，あたかも二人（日常生活を行う上で妥当なものとそれと反するもの）が話をしているようなこともあるようです．これが，全く的外れなことを言っているときは心配ですが，何となく言っていることの意味が分かる場合には大きな問題はないようです．ただ，多くの人がいる中で，急に独語が出るとびっくりされるかもしれないので，人がいるところではなるべく控えるようにして，自分の部屋やトイレなど一人の時は黙認しても良いのではと思います．（近藤）

自閉スペクトラム症の併存のある方では，独り言はよくみられる状態の一つです．外的世界に比べて内的世界が優位になるため，周囲を気にせずに頭の中で考えていることがそのまま言葉として出てしまう場合があります．中には内的世界で様々なキャラクターが独立して存在しているような人もいて，その場合は本人とキャラクターとの会話形式あるいはキャラクター同士の会話形式となります．近藤先生のコメントの通り，ほとんどの場合はそっとしておいてあげていいと思いますが，独り言に

強い不安や恐怖感が伴っている場合には,「統合失調スペクトラム症」や「トラウマ・ストレス因関連症」の可能性もありますので,注意が必要だと思います（今村）

Q-16. ダウン症者は健常者よりも1.5倍の速さで老化現象が現れると聞いたことがありますが,真偽のほどは?

A 自然歴アンケート調査でも50歳前後くらいから本格的に老化徴候に気づかれていくようです.ダウン症候群は早期老化の代表的な疾患の一つとも言われています.本当にそうなのかを,現在,分子遺伝学検討を含め調べているところです.（近藤）

Q-17. ダウン症者の平均寿命は何歳くらいですか? 最近では医療や環境などの進歩により寿命が延びていると思われますが.

A ダウン症者の我が国の平均寿命はよくわかっていません.それは,個人情報などが関係しているのかも知れません.ただ,西洋諸国ではいくつか報告があり,約60歳前後とされています.不思議なのは,男性と女性での平均寿命ですが,男女であまり変わらない,または男性の方が長寿との報告もあるようです.なぜ60歳前後なのかという死因に関する検討は日本で行われていて,肺炎・気管支炎が第1位のようです.医学が進歩し,治療可能な状況が増えていくともっと平均寿命も長くなると思われます.そうなると16番のご質問とも関係していくのですが,老化が進みやすいのかなどが最終的な課題になってくるのかも知れません.（近藤）

Q-18. ダウン症者は健常者に比べて睡眠時無呼吸者が多いと聞きますが,どれくらい多いのでしょうか? 治療法を教えてください.

A 睡眠時無呼吸の項目のところを見ていただけますと良いのですが,かなり多いです.小児期から座臥位など特有の寝相を示すことがあり,これ

を示すと睡眠時無呼吸のことを考える必要があるようです．現時点ではCPAPが治療の主流と思います．（近藤）

Q-19. 成人したダウン症の方などは休日をどのように過ごされているのか？

A　いろいろとご家族からお聞きしてみると，大きく2つのパターンがあるように思います．1つは，職場と自宅（またはグループホームなど）などの往復だけで，余暇活動をほとんどしていないというものです．買い物や外出は家族とということが多いし，場合によっては休みの時は自室でユーチューブなどをみて過ごすということも少なくありません．もう1つは，移動支援などを利用して家族以外の方と外出し，楽しみを見つけていくという方もいます．ただ，後者は現実的には少ない印象があります．その方の性格もありますし，社会とのつながりなどがしっかりとれていて，職場などでも同僚や支援員の方とうまくいっているのであれば，本人の希望を優先してあげても良いのではと思います．（近藤）

その人の性格とともに，知的能力と適応能力の程度や自閉スペクトラム症の併存の有無などによって，余暇の過ごし方は変わってくるものと思います．散歩や買物，料理・お菓子作り，ダンス，釣り，ペットとのふれあい，アニメや動画鑑賞など，その人にとって無理なく安心して参加できる活動が見つかるとよいと思います．理想的には外に出て行う活動と家でもできる活動が少しずつ見つかっている状態が望ましいと思います．またそのうち一部はご家族と共有できる活動（例：一緒に買物に行く，一緒にユーチューブを見て体を動かす）であった方がよいと思います．（今村）

さいごに　皆様にお伝えしたいこと

　今回，これまで私が実際に経験して分かったこと（認識したこと），必要に応じて調べてみたこと，問題が大きいと感じたことなどを述べさせていただきました．こうしてみると，多くの専門の皆様とつながりを持つことができ，

DS児・者ご本人ご家族といろいろと話をすることで私自身も教えられてきたことが多いと今更ながら感じ入っています．私は医師ではありますが，医師としてできること，できやすいことをダウン症者・家族と一緒に進めてきたつもりです．その中で，感じていることは，全員とは言いませんが，日本人特有なのかも分かりませんが，優しい人が少なくないのかも知れないということです．ただ，その方々はダウン症者・家族の現状，困りごとを知ることが難しいかも知れないとは思います．それを率先して知ってもらうためには，自身のことを伝えないといけないこともあります．そのことを恐れないでいただきたいと願っています．

　ダウン症者の多くは，穏やかで人懐っこく，周りを穏やかで平和的な雰囲気にしていると思います．彼ら自身への幸福度の調査では，「自分は幸せである」という意見を9割超の方が思っているとの報告が我が国から出ています．そうであれば，彼らはこの世で生活するにあたり，幸せな人生を全うできるのではと思います．ただし，福祉システムが整っている状況下でということは言えますが．

　私共の寿命は有限です．その人生を，より幸せに過ごすにはどうしたら良いかを，彼らが教えてくれるのではと思います．

　ただ，その中に強度行動障害ともいえる非常に深刻な方もおられます．何時そうなるのか，いつまで続くのかが見通せないと，家族の深刻度も同じダウン症者といっても，全く異なる感じになってしまいがちになります．現在，その方々の支援をどうしたら良いかについて，「パスカルグループ」を含め模索中です．

　誰しも得意，不得意はあります．自分が得意なところで，困っている人がいれば手助けしてあげればよいし，自分が困っているところについてはそれが得意な人に助けを請うということで良いのではと思います．きっと親身になってくれる方もいると思います．逆に自分ができることで，だれか困っている人がいたら是非お力をお貸しください．

　この本は，非常に思い入れを持って作ったのですが，場合によっては専門的すぎるところもあり，分かりづらいところもあるかも知れませんが，どうぞご容赦ください．今後の皆様の人生において，何かの役に立つことを願っております．

　最後に，この本を世に出すことに際し，「アリセプト療法ダウン症者家族会

(代表　山口幸子様)」，「バンビの会（染色体障害児・者を支える会）」及び晃洋書房　井上芳郎様に多大なご支援をいただきました．そして，丁寧なお仕事をしてくださった金木犀舎の方々，そして素晴らしい装幀までしてくださった同舎の永田洋子さんに厚く御礼申し上げます．

《著者紹介》

近藤　達郎（こんどう　たつろう）

    1959年生まれ
    1990年長崎大学大学院医学研究科博士課程修了
    1990～1991年　アメリカ合衆国シティー・オブ・ホープ研究所生化学遺伝学部門
    　リサーチフェロー
    現職　長崎大学医学部臨床教授，バンビの会（染色体障害児・者を支える会）会長，
    　　　みさかえの園総合発達医療福祉センターむつみの家診療部長
    専門　小児科専門医，臨床遺伝専門医，臨床遺伝指導医
    　　　2008年　長崎県医師会長賞受賞（ダウン症候群患者の包括的医療ケアの実践）
    　　　2017年　保健文化賞受賞

今村　明（いまむら　あきら）

    1964年生まれ
    2000年長崎大学大学院医学研究科博士課程修了
    2016年3月～2023年4月　長崎大学病院地域連携児童思春期精神医学診療部教授
    2021年10月～現在　長崎大学生命医科学域　保健学系作業療法学分野教授
    2024年4月～現在　長崎大学子どもの心の医療・教育センター副センター長
    【資格】精神保健指定医，精神保健判定医，日本精神神経学会専門医・指導医，
    　　　日本児童青年精神医学会認定医，子どものこころ専門医，臨床遺伝専門医，
    　　　日本医師会認定産業医，公認心理師

新・ダウン症者，家族が幸せにくらすために
——長崎トライアル——

2025年2月28日　初版第1刷発行	*定価はカバーに表示してあります

著　者　近　藤　達　郎
　　　　今　村　　　明
発行者　萩　原　淳　平
印刷者　藤　森　英　夫

発行所　株式会社　晃洋書房
〒615-0026　京都市右京区西院北矢掛町7番地
電　話　075-(312)-0788番㈹
振替口座　01040-6-32280

装幀　永田洋子　　　組版　（株）金木犀舎
　　　　　　　　　印刷・製本　亜細亜印刷（株）

ISBN978-4-7710-3926-1

JCOPY 〈(社)出版者著作権管理機構委託出版物〉
本書の無断複写は著作権法上での例外を除き禁じられています．
複写される場合は，そのつど事前に，(社)出版者著作権管理機構
（電話 03-5244-5088, FAX 03-5244-5089, e-mail: info@jcopy.or.jp）
の許諾を得てください．